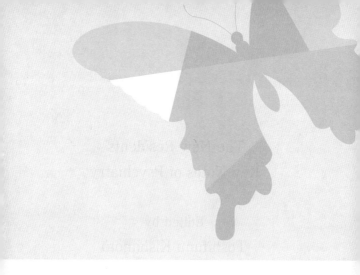

The New Residents' Key Notes of Psychiatry

NEW 精神科研修ハンドブック

編著
岸本年史(奈良県立医科大学教授)

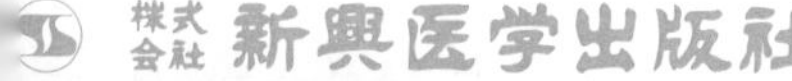

The New Residents' Key Notes of Psychiatry

Edited by
Toshifumi Kishimoto

SHINKOH IGAKU SHUPPANSHA CO. LTD., TOKYO.

Printed & bound in Japan

序　文

志し高き研修医諸君！

このたびの精神科臨床研修の必修化に際して本書 NEW 精神科研修ハンドブックを上梓することは，わが国の精神科医療の向上につながるものと確信している。

さて，精神科は患者を精神・身体・社会・倫理的にみるのを特徴とする。病を持つ患者の存在の意義すなわち実存をみるのである。これは，医師としての人格の涵養のうえで重要なことであり，患者を同じ存在として尊重することにより，自身が成長することにほかならない。精神科研修の意義はここにある。

とはいえ，初学者が同じ自然科学の分野であっても一般身体科とは異なる独自の学問体系を持つ精神科臨床になじみ，自己学習するのは容易ではない。本書はそのためのマニュアルであって，おもに奈良県立医科大学精神科で日常にいそしむ者が著わしている。実際に身近にいる先輩医師から指導を受ける感覚で学習できるとともに，指導を仰ぐ医師にも相談する端緒にもなろう。賢明なる諸君らに広く本書が愛用され，日常臨床を通じて少しでも患者や家族の尊厳に寄与することを願っている。

精神科診療においても求められることが多くなってきているので，本書においては，最新の情報を提供するように努めた。診断基準は，汎用されている米国精神医学会 Diagnostic and Statistical Manual of Mental Disorders 5th edition（DSM-5）の日本語版（日本精神神経学会 日本語版用語監修，髙橋三郎・大野裕監訳，医学書院，2014）に準拠した。また薬剤名は臨床の場に即して一般的な商品名にした。また日常の臨床は証拠に基づいて保険診療の枠内で行われなければならないが，現状に即してやむなく適応外の処方を示しているところもある。

旧版である精神科研修ハンドブックが石阪巧氏の好意により，新興医学出版社からの発刊になったことについて，関係各位に深謝する。

2020 年 4 月　　　　岸本年史

執筆者一覧

（執筆順）

岸本　年史	奈良県立医科大学精神医学教授
井上　　眞	独立行政法人国立病院機構 やまと精神医療センター副院長
岸本　直子	奈良県立医科大学精神医学助教
飯田　順三	奈良県立医科大学看護学科教授
盛本　　翼	奈良県立医科大学精神医学助教
小森　崇史	奈良県立医科大学精神医学助教
牧之段　学	奈良県立医科大学精神医学准教授
松田　康裕	奈良県立医科大学精神医学助教
紀本　創兵	奈良県立医科大学精神医学講師
高橋　誠人	地方独立行政法人 市立東大阪医療センター精神科医員
芳野　浩樹	三重県立こころの医療センター副院長
岡崎　康輔	奈良県立医科大学精神医学助教
山室　和彦	奈良県立医科大学精神医学助教
永野　龍司	公益財団法人復光会垂水病院診療部長
北村聡一郎	奈良県立医科大学精神医学助教
太田　豊作	奈良県立医科大学精神医学学内講師
鳥塚　通弘	奈良県立医科大学精神医学学内講師
橋本　和典	天理よろづ相談所病院精神神経科部長
山口　泰成	奈良県立医科大学精神医学助教
高田　涼平	奈良県立医科大学精神医学医員
上田　淳哉	奈良県立医科大学精神医学医員
大塚　紀朗	奈良県立医科大学精神医学医員
吉川　裕晶	奈良県立医科大学精神医学医員
原田　泉美	奈良県立医科大学精神医学助教
井川　大輔	堺市こころの健康センター所長
岡村　和哉	奈良県立医科大学精神医学助教

目　次

1 総　論

1　研修の目的とあるべき態度

●社会と関係した精神的問題や精神科的疾患が存在し増加していることを知る

偏見を持つことなく，精神疾患の概念・診断・治療を理解し，かつ専門的な対応が必要であることに医師として関心を持ち，また精神科医療の持つ社会的側面の重要性を理解する。

●身体疾患に伴う心の問題に対応できるようにする

初期対応ができるようになる，また必要に応じて精神科医に相談する，患者を精神科に受診させる判断力・実行力を持つことが必要である。

●生物学的，心理的，社会的，倫理的見方ができるようにする

個々の患者の心理的，社会的側面から接近し，それらを統合して総合的に把握し，患者–医師関係を配慮しつつ対応していくことが必要である。患者のプライバシーに配慮し守秘義務を守ることは当然である。

●患者–医師関係，医師–家族関係，医師–他の医療スタッフとの関係を樹立し維持する

まず患者に寄り添い傾聴し，共感し，ありのままを把握し記載する。たとえ病識のない患者にも，患者自身が再び受診する意味をみつけるよう努力する。このような面接のなかで患者–医師の信頼関係が成立する。自ら患者を受け持って面接を行い，指導を受けてこの方法を習得することは精神科研修の最も重要な目的の 1 つである。医療スタッフをはじめ，患者や家族と良好な関係を維持しいくことはチーム医療を実践するうえで基本的なことである。

2 患者と家族への接し方

●言葉遣いに気をつけて，礼儀正しく振舞う

礼儀正しい態度，身なりで振舞うことで，互いに敬意を持ち，適切な心的距離を持つことができる。老人患者や慢性の患者を子ども扱いするような言動は不適切である。

●共感と受容が大切である。その基本は傾聴である

自分の規範や価値観を相手に押しつけない。また，不安や緊張が強い患者や昏迷状態にあり言語的にコミュニケーションがとれない場合は，側(かたわら)に静かに佇(たたず)むことも精神療法の1つである。

●指導を受けずに個人精神療法を行ってはならない

面接の仕方，言葉遣いによっても患者の状態を悪くする。精神療法が無効なだけでなく悪化させることもある。

●時間をかけて患者や家族との治療関係を作る

親子関係など，家族関係が発症，再発，悪化に関わっているようにみえることがある。そのことを指摘すると治療同盟を傷つけてしまう。家族も混乱している。結果を急がず焦らず時間をかけて，治療の同伴者として付き合うことが大切である。

●具体的な接し方のポイント

- 安全感を送り届ける(音調，態度，姿勢，表情など非言語的部分)。
- 適度の距離をとる（距離をとれない人は，一般に熱心で思いやりの深い人に多い)。患者と自分の間に起こるさまざまな感情を冷静にみつめられるときに生じる感覚が距離。
- 幻聴や妄想，異常体験は執拗に聞きださない方がよい。現実感覚を贈り届ける。
- 妄想は否定せず，肯定せず，はぐらかさずという態度が好ましい。一番まずい方法は，患者を説得して説き伏せようとすることであ

る。幻覚・妄想は患者自身には現実に生じており，説得は困難であり，否定や説得は患者をかえって追い込むことがある。むしろ，幻覚・妄想から受けている苦悩に共感し，支持する態度が大切である。

- 拒薬の患者には，できるだけ服薬の必要性を説明し，服薬を勧める。それでも無理な場合には，治療上あるいは苦しみをとるために必要なことを説明して，内用液の使用や注射などをする。その際にも，患者の人権やインフォームドコンセントには十分配慮する。
- 「言いたくないこと，喋りたくないことは言わなくてもよい」という治療の原則。精神科治療では時間が熟するのを待つ。
- 父性的なものが患者を安定させる。若い患者は依存欲求が強く，欲求が満たされないと攻撃的になる人がいる。やさしさだけでは不十分である。
- 興奮している患者には，1 人で対処はしない。数人で行った方が双方の危険性が少ない。
- 死にたいという人がいたときは，ともかく死を延期させること。まず死にたい人がいたときは，その人と話し続けること。自殺防止には，温かい受容的な態度で接するほかに方法はない。抑うつ状態で希死念慮を訴える場合は，必ず治るという保証を与え，家族も含めて診断・治療の説明を十分に行う。また，自殺や事故は，在宅でも入院でも十分注意していても実際は防ぎようがないこともあることを，お互いの信頼関係を確立したうえで家族には伝えておいた方がよい場合もある。
- 精神科では患者の治療を通じて自己を問われ自己を治療していくという過程が含まれる。まず，自分の接し方に問題があるのではないかというところから出発すべきである。

3　予診および面談の仕方

予診の意義

予診とは診察の前に，問題となる症状のあらましと患者の背景をなすいくつかの項目について情報を得る作業である。患者本人だけでなく，患者の事情をよく知っている同伴者があるときは，その人からも事情を聞くように努める。

統合失調症などでは，病識のない場合が多く，その症状をできるだけ詳しく家族から聞いておくことが必要である。現在の問題症状が，いつごろから，どんな状況で現れてきたかを時間的な経過にしたがって詳しく尋ねる。精神症状は，しばしば日常の行動や話の内容に現れてくることが多い。面談の際には，問診と同時に患者の表情，態度や行動を十分に観察する。

面談での一般的注意

予診であっても治療者（医師）と患者の出会いの第一歩であるので，まず患者や家族が医師を信頼し，安心して心を開いて話ができるようにする。

話し方は尋問的にならないように，できるだけ穏やかな口調がよいが，世間話をするのではないので，患者の重大な相談を受けとめるだけのしっかりした態度をとる。問診の順序にあまりこだわらずに，むしろ患者や家族は現在一番困っていることを早く聞いてほしいと望んでいるので，まず受容的な態度で患者や家族の訴えを聞くようにする。したがって，相手が重要だと思う順序で話を進めるようにする。患者や家族の訴えに耳を傾け，その訴えを中心におきながら，補足的に質問をするようにする。患者が話したがらない内容は無理に聞きだす必要はなく，また，不必要なことを興味本位で聞くことは厳に慎む。

具体的内容を，患者の言葉で

カルテへの記載は，時間的な順序を明らかにしておくことが大切である。「いつごろから，どのような契機や状況で，問題となる事柄が現れ，それがどのように変化してきたか」を，患者自身の言葉を用いながら要領よく書き込む。「幻聴がある」「被害妄想がある」などの専門用語はなるべく用いないで，「会社のAが自分のことを悪く言う。自分のことを噂している声がはっきり聞こえる」などのように具体的に書く。その方が患者の微妙に異なった特徴を表すことができるとともに，症状の生じ方を了解することもできる。

主訴

患者や家族が述べた受診理由そのままでなく，予診者の目を通してまとめ直したものである。また，患者自身が進んで受診したのか，家族などに勧められて受診したのかも聞いておく。

家族歴

両親，兄弟，他の血縁者の年齢，性別，職業，生死，死亡のときは死亡年齢，死因などを聞いておく。家族負因について尋ねるときは，「精神病，アル中，覚せい剤中毒」と直接的な言い方をせずに，「精神科に通院や入院をした方」「ノイローゼ，酒や覚醒剤で問題を起こした方」などのように言う。双生児，血縁結婚などについても尋ねておく。治療関係を確立するうえで家族構成および同居者を聞いておくことも大切である。

個人歴

1．胎生期，周産（生）期，乳幼児期

発達状況の遅れは精神遅滞の診断の重要な手掛かりになる。哺乳,乳幼児期にどんな病気にかかったのか，排便のしつけはうまくいったか，夜尿やかんしゃく発作などがあったか，両親や兄弟に対する態度はどうだったか，また,養育態度などについても聞いておく。

2．小児期，思春期

小学校，中学校，高等学校での勉強に対する態度，就学状況，成績，友人はあったかどうか，孤立していなかったかどうか，クラブ活動は，先生との関係は，などを聞いておく。

3．学歴，職業

学歴もその人の社会的背景の指標となることが多く，大学名，学部まで確かめた方がよいことが多い。職業の内容と仕事ぶり，転職

していれば，その理由，職に就いてからの期間，職場でのトラブルの有無，人間関係などを尋ねる。職場での事柄は精神障害の始まる契機として重要である。

4．特記すべき出来事

発病の契機あるいは誘因になるような出来事があれば記載しておく。実際には病気と直接関係のないことや，その結果であることもある。

5．月経

女性の場合は，初潮，閉経の時期，月経周期についても聞いておく。

6．結婚歴

独身か既婚か，結婚したのはいつか，配偶者の職業，健康状況，結婚生活に問題はないか，離婚の経験のあるなしなどについて聞いておく。

7．公務など

自治会の役員など地域社会で特記すべきことがあれば書いておく。

8．飲酒，喫煙，常用薬

飲酒量は，アルコール依存では重要な問題である。喫煙の有無，量，また，睡眠薬，抗不安薬，頭痛薬などの使用の有無，種類，量などについても聞いておく。

9．宗教

特に信仰している宗教があれば聞いておく。

性格

病前性格は精神症状の形成を理解したり，予後を判断したりするのに重要である。執着気質，メランコリー親和型などの性格類型を頭において，いくつかの性格特徴について尋ねる。

現病歴

病状の経過や変遷も，診断に欠くことができない。症状の現れたときの状況や，これまで他の病院を受診していればそのときの診断，治療などを，どのように症状が変わってきたのかを具体的に書いていく。この際，「5 年前から…」の表現では，病歴を読む人にわかりにくいので，「2015 年（患者 18 歳）ころから…」と記載する。

最後に食欲，便通，睡眠状態などについても記載しておく。

既往歴

精神科的な疾患や身体疾患にかかったことがあれば，病名，かかった病院名，治療の期間や入院したかどうかを聞いておく。

4 一般目標

● プライマリ・ケアに求められる精神症状の診断と治療技術を身につける

- 精神症状の評価と鑑別診断技術を身につける。
- 精神症状への治療技術（薬物療法，心理介入方法など）を身につける。

● 身体疾患を有する患者の精神症状の評価と治療技術を身につける

- 対応の困難な患者の心理・行動理解のための知識と技術を身につける。
- 精神症状の評価と治療技術（薬物療法，心理的介入方法など）を身につける。
- コンサルテーション・リエゾン精神医学を身につける。
- 緩和ケアの技術を身につける。

● 児童・思春期への対応を身につける

- 外来や病棟で不登校や発達障害などを担当し，その患児の精神病理を理解する。
- 支援のあり方，初期対応の実際，心理師（士）との連携を身につける。
- 児童虐待について，早期発見につながる所見・徴候，児童相談所への連携を知る。

●医療コミュニケーション技術を身につける

- 初回面接のための技術を身につける。
- インフォームドコンセントに必要なコミュニケーションの技術を身につける。
- 患者・家族の心理理解のための技術を身につける。
- メンタルヘルスケアの技術を身につける。

●チーム医療に必要な技術を身につける

- 多職種チーム医療モデルを理解する。
- 他職種との連携のための技術を身につける。
- 病院と診療所との連携（病診連携）・病院と病院との連携（病病連携）を理解する。

●精神科リハビリテーションや地域支援体制を経験する

- 精神科デイケア（ナイトケア，デイナイトケアを含む）を経験する。
- 訪問看護・訪問診療を経験する。
- 社会復帰施設・居住生活支援事業を経験し，社会資源を活用する技術を身につける。
- 地域リハビリテーションを経験し，医療と福祉サービスを一体的に提供する技術を身につける。
- 保健所の精神保健活動を経験する。

5　行動目標

精神および心理状態の把握の仕方，および対人関係の持ち方について学ぶ

1．医師として必要な態度・姿勢を身につける

心（精神）と身体は密接に関係していることを理解し，患者–医師関係をはじめ，人間関係を良好に保つ態度・技術を身につける。

2. 基本的な面接法を学ぶ

- 患者に対する接し方，態度，質問の仕方を身につけ，患者の解釈モデル，受診動機，受診行動を理解する。
- 患者の病歴（主訴，現病歴，既往歴，家族歴，生活・職業歴）の聴取を行い，記録することができる。
- 患者・家族への適切な指示・指導ができる。
- 心理的問題の処理の仕方を学ぶ。

3. 精神症状の捉え方の基本を身につける

- 陳述と表情・態度・行動から情報を得る。
- 患者の訴えを聞きながら，疾患・症状を想定してそれに関する質問を行い，症状の有無を確認する。合わなければ別の疾患・症状を想定し直して質問し，確認する。患者の陳述を可能な限りそのまま記載すると同時に，専門用語での記載の仕方を学ぶ。

4. 患者・家族に対し，倫理的に配慮し，適切なインフォームドコンセントを得られるようにする

診断の経過，治療計画などについてわかりやすく，患者にとって不利益なことも説明し，了解を得て治療を行う。

5. チーム医療について学ぶ

医療チームの一員としての役割を理解し，幅広い職種の医療従事者と協調・協力し，的確に情報を交換して問題に対処できる。

- 指導医に適切なタイミングでコンサルテーションがとれる。
- 上級および同僚医師，他の医療従事者と適切なコミュニケーションがとれる。
- 患者の転入・転出にあたり情報を交換できる。
- 関係機関や諸団体の担当者とコミュニケーションがとれる。

精神疾患とそれへの対処の特性について学ぶ

1. 精神疾患に関する基本的知識を身につける。主な精神科疾患の診断と治療計画を立てることができる

気分障害（うつ病，躁うつ病），認知症，統合失調症，症状精神病（せん妄など），身体表現性障害，ストレス関連障害などの診断，治療計画を立てることができる。

2. 担当症例について，生物学的・心理学的・社会的側面を統合し，バランスよく把握し，治療できる

脳の形態，機能，特に生理学的・薬理学的な側面，すなわち生物

学的側面，心理学的側面，家族・職種などの社会的側面から患者の状態を統合的に理解し，薬物療法，精神療法，心理・社会的働きかけなど，状態や時期に応じてバランスよく適切に治療することができる。

3．精神症状に対する初期的な対応と治療（プライマリ・ケア）の実際を学ぶ

初診や緊急の場面において，患者が示す精神症状に対して初期的な対応の仕方と治療の仕方を学ぶ。

4．リエゾン精神医学および緩和ケアの基本を学ぶ

他科から，外来・入院中の患者の精神症状について相談や診療の依頼がある場合，症例を通して実際の対応の仕方について学ぶ。また，緩和ケアの実際について学ぶ。

5．向精神薬を中心とする薬物療法やその他の身体療法の適応を決定し，指示できる

向精神薬を合理的に選択できるように，臨床精神薬理学的な基礎知識を学び，臨床場面で自ら実践して学ぶ。また，修正型電気けいれん療法などの身体療法の実際を学ぶ。

6．簡単な精神療法の技法を学ぶ

支持的精神療法および認知療法などの精神療法を実践し，精神療法の基本を学ぶ。

7．精神科救急に関する基本的な評価と対応を理解できる

興奮，昏迷，意識障害，自殺企図などを評価し，適切な対応ができる。

8．精神保健福祉法およびその他関連法規の知識を持ち，適切な行動制限の指示を理解できる

任意入院，医療保護入院，措置入院および患者の人権と行動制限などについて理解できる。

9．デイケアなどの社会復帰や地域支援体制を理解できる

訪問看護，外来デイケアなどに参加し，社会参加のための生活支援体制を理解できる。

6 経験目標

経験すべき診察法・検査・手技

1. 基本的な身体診察法（神経学的所見を含む）・精神面の診察

2. 基本的な臨床検査

CT・MRI 検査，核医学検査（SPECT，MIBG 心筋シンチグラフィ），神経生理学的検査（脳波など），心理検査

経験すべき症候

体重減少・るい痩，もの忘れ，意識障害，けいれん発作，興奮・せん妄，抑うつ

経験すべき疾病・病態

認知症，うつ病，統合失調症，依存症（ニコチン・アルコール・薬物・病的賭博）

経験すべき症候および経験すべき疾病・病態において，症例レポートの提出は必須でなくなったが，日常業務での病歴要約（病歴，身体所見，検査所見，アセスメント，プラン，考察等）を研修医自身で作成する必要がある。

特定の医療現場の経験

1. 精神保健・医療

デイケアなどの社会復帰や地域支援体制を理解する。精神保健福祉センター，地域活動支援センターなどの現場を経験する。

2. 緩和・終末期医療

心理社会的側面への配慮，死生観・宗教観などへの配慮ができる。告知の場面，緩和ケアに参加する。

3. リエゾン領域

緩和ケアチームや認知症ケアチームに参加し，一般病棟ラウンドに参加する。

7　精神保健福祉法

医療保護入院，措置入院，行動制限などは患者の人権を制限するため，精神保健福祉法に沿って患者の人権に十分に配慮する。

入院形態と手続き

1．入院形態

- 任意入院
- 医療保護入院（家族等の同意）…精神保健指定医（以下指定医）1 名
- 措置入院…2 名以上の指定医
- 緊急措置入院（72 時間）…指定医 1 名
- 応急入院（72 時間）…指定医 1 名
- 特定医師（医師として 4 年以上，精神科医として 2 年以上の経験）は特定病院において，12 時間を限度に医療保護入院，応急入院をさせることができる。

2．手続き（任意入院，医療保護入院）

- 入院同意書
- 入院形態に関係する事項（退院の請求等）を書面で告知。

【注意事項】

- 任意入院…入院同意書は必ず患者自身が記入。
- 医療保護入院…入院届を 10 日以内に提出。退院した場合には退院届を 10 日以内に提出。

入院中の行動制限

1．隔離

指定医診察により行う。ただし 12 時間以内であれば，非指定医も可能。

2．身体的拘束

行う場合は必ず指定医が診察する。非指定医は不可。

8　医療観察法

心神喪失等の状態で重大な他害行為を行った者の医療及び観察等に関する法律（医療観察法，または心神喪失者等医療観察法）について理解する。

概要

心神喪失等の状態で重大な他害行為を行った者の医療及び観察等に関する法律は，行為責任能力のない重大な他害行為（殺人，放火，強盗，強制性交等，強制わいせつ，傷害）を行った者に対して，適切な医療を提供し，社会復帰を促進することを目的としている。

治療の経緯

1．検察官の申し立て

心神喪失・心神耗弱で重大な他害行為を行い，不起訴処分となるか無罪などが確定した対象者に対して，検察官は，医療観察法による医療および観察を受けさせるべきかどうかを地方裁判所に申立てる。

2．合議体による入院の判定

医療観察法による鑑定入院の後，裁判官と精神保健審判員の各1名からなる合議体の審判により，対象者の処遇（入院・通院・不処置）が決定される。

3．入院処置

指定入院医療機関で専門的な医療を受ける。同時に，社会復帰調整官により，退院後の生活環境の調整が実施される。そして入院治療により症状が安定すれば，環境調整が行われ地域での生活が可能と判断され，病院管理者の申立てにより地方裁判所が合議体で退院の是非を判断し，通院処遇もしくは医療観察法での処遇を終了するかの審判を下す。

9　心理検査

一般的事項

1．種類

心理検査は，大別すると，「知能検査」，「人格検査」，「神経心理学的検査」に分けられる。

2．心理師（士）への検査の依頼

鑑別診断の補助，状態像の把握，人格傾向の精査など，目的を明確にして依頼する。

3．心理検査の依頼をだす前に

心理検査の依頼をだす前には，検査の必要性について説明のうえ，患者の同意をとる。その際，心理師（士）が検査を行うこと，簡単な課題に取り組むなどの説明はするが，「知能を測定します」など侵襲性の高い用語は用いない方がよい。結果は患者に知らせるのが原則であるが，心理検査から知り得る内容は患者の一側面にしか過ぎないので，限界を心すること。わかりやすく，なるべく具体的に肯定的表現に言い換えて，患者が理解しやすいように伝える。

知能検査

1．Wechsler Adult Intelligence Scale-Fourth Edition (WAIS-Ⅳ)

16 歳 0 ヵ月〜90 歳 11 ヵ月の成人を対象とした検査である。15 の下位検査で構成されており，10 の基本検査を実施することで，全検査 IQ，言語理解指標（VCI），知覚推理指標（PRI），ワーキングメモリー指標（WMI），処理速度指標（PSI）の 5 つの合成得点が算出できる。検査の実施には約 90 分の時間を要する。

2．Wechsler Intelligence Scale for Children-Fourth Edition (WISC-Ⅳ)

5 歳 0 ヵ月〜16 歳 11 ヵ月の児童を対象とした検査である。WAIS-Ⅳとほぼ同様の形式で構成されている。10 の基本検査を実施することで，5 つの合成得点（全検査 IQ，4 つの指標得点）が算出される。児童の知的発達の様相を多面的に把握できる。

人格検査

質問紙法と投影法に大別される。質問紙法にはミネソタ多面的人格検査（MMPI），矢田部ギルフォード性格検査法（Y-G 性格検査）がある。投影法としては，描画検査，ロールシャッハ・テストなどがある。その他，作業検査法として内田クレペリン精神作業検査がある。

1．ミネソタ多面的人格検査（Minnesota Multiphasic Personality inventory：MMPI）

MMPI は精神科臨床で幅広く使用されている心理検査である。身体諸機能，行動傾向，週間，興味，社会的態度などに関する 550 個の項目から編成され，「あてはまる」か「あてはまらない」かの 2 件法で答える。383 個の項目に回答することによって，受検態度を査定する妥当性尺度と精神病理を査定する臨床尺度に分けられる。実施には 45 分～90 分程度の時間を要する。16 歳以上の者を対象とするが，近年では適用範囲は 13 歳程度まで広められている。10 項目の臨床尺度に示される所見は，精神医学的診断の補助として有用である。

2．ロールシャッハ・テスト（Rorschach Test）

スイスの精神科医 Herman Rorschach によって，1921 年に公刊されたインクのしみ検査の 1 つである。10 枚の図版を提示して，被検査者の視知覚体験を明らかにすることによって，人格特性を明らかにするものである。加えて，認知過程や現実検討能力の検討も可能である。

3．内田クレペリン精神作業検査

内田クレペリン検査は，わが国独自の作業検査である。一桁の連続加算作業によって，性格や精神作業能力を測定する。職場復帰の参考になる。

神経心理学的検査（認知症）

1．ADAS（Alzheimer's Disease Assessment Scale）

記憶，言語，行為の 3 領域に着目。全問正解で 0 点，全問不正解で 70 点，高得点になるほど認知機能障害が重度となる点は注意を要する（軽度 15.5±5.7 点，中等度 26.7±9.0 点，重度 40.6±13.4 点）。

2. MMSE (Mini-Mental State Examination)

時間，場所の見当識，3 単語記憶，100 減算などの 11 項目から構成される検査で，30 点中，23 点以下で認知症の疑いありと判断される（21 点以上：軽度，11〜20 点：中等度，0〜10 点：重度）。27 点以下は軽度認知機能障害（MCI）疑い。

3. CDT (Clock Drawing Test)

時計描画テスト。時計の構成がどの程度保たれているかによって，認知症の重症度を査定できる。

📖 お勧めの図書

『精神科診療の心得』岸本年史，精神科，35［suppl. 1］：1–4，2019

『精神科における予診・初診・初期治療』笠原嘉著，星和書店，東京，2007

『精神医療と心神喪失者等医療観察法』町野朔編，有斐閣，東京，2004

『Q & A 心神喪失者等医療観察法解説　第 2 版』日本弁護士連合会刑事法制委員会編，三省堂，東京，2014

『心理アセスメントハンドブック第 2 版』上里一郎監修，西村書店，新潟，2001

1 知的能力障害（知的発達症/知的発達障害）

intellecutual disability（intellectual developmental disorder）

診断基準・DSM-5

知的能力障害（知的発達症）は，発達期に発症し，概念的，社会的，および実用的な領域における知的機能と適応機能両面の欠陥を含む障害である。以下の3つの基準を満たさなければならない。

A 臨床的評価および個別化，標準化された知能検査によって確かめられる，論理的思考，問題解決，計画，抽象的思考，判断，学校での学習，および経験からの学習など，知的機能の欠陥。

B 個人の自立や社会的責任において発達的および社会文化的な水準を満たすことができなくなるという適応機能の欠陥。継続的な支援がなければ，適応上の欠陥は，家庭，学校，職場，および地域社会といった多岐にわたる環境において，コミュニケーション，社会参加，および自立した生活といった複数の日常生活活動における機能を限定する。

C 知的および適応の欠陥は，発達期の間に発症する。

（日本精神神経学会 日本語版用語監修，髙橋三郎・大野裕監訳：DSM-5 精神疾患の診断・統計マニュアル，p.33，医学書院，2014）

病態

- 重症度のレベルはIQの値ではなく適応機能に基づいて定義される。
- 有病率は一般人口全体の約1%であり，年齢によって変動する。重度知的障害の有病率はおおむね1,000人につき6人の割合である。
- 特殊型として染色体異常（ダウン症など）や，感染症，外傷などの出生前・周産期・出生後障害が原因となる。また，療育の欠如や虐待などによってもみられる。

- 対応が必要な問題行動としては，食事（過食・偏食・異食），排泄（失禁・便いじり），睡眠障害，多動，強迫行為，パニック，自傷行為など多岐にわたる。
- 発達段階や性格など個人差がかなり大きく，個々の事情にあった具体的な生活指導が必要である。

治療

療育指導が中心となる。自閉スペクトラム症の治療(p.30)を参照。

2 自閉スペクトラム症/自閉症スペクトラム障害

autism spectrum disorder

診断基準・DSM-5

A 複数の状況で社会的コミュニケーションおよび対人的相互反応における持続的な欠陥があり，現時点または病歴によって，以下により明らかになる(以下の例は一例であり，網羅したものではない)。

(1) 相互の対人的-情緒的関係の欠落で，例えば，対人的に異常な近づき方や通常の会話のやりとりのできないことといったものから，興味，情動，または感情を共有することの少なさ，社会的相互反応を開始したり応じたりすることができないことに及ぶ。

(2) 対人的相互反応で非言語的コミュニケーション行動を用いることの欠陥，例えば，まとまりの悪い言語的，非言語的コミュニケーションから，視線を合わせることと身振りの異常，または身振りの理解やその使用の欠陥，顔の表情や非言語的コミュニケーションの完全な欠陥に及ぶ。

(3) 人間関係を発展させ，維持し，それを理解することの欠陥で，例えば，さまざまな社会的状況に合った行動に調整することの困難さから，想像上の遊びを他者と一緒にしたり友人を作ることの困難さ，または仲間に対する興味の欠如に及ぶ。

B 行動，興味，または活動の限定された反復的な様式で，現在または病歴によって，以下の少なくとも2つにより明らかになる(以下の例は一例であり，網羅したものではない)。

(1) 常同的または反復的な身体の運動，物の使用，または会話（例：おもちゃを一列に並べたり物を叩いたりするなどの単調な常同運動，反響言語，独特な言い回し)。

(2) 同一性への固執，習慣への頑ななこだわり，または言語的，非言語的な儀式的行動様式（例：小さな変化に対する極度の苦痛，移行することの困難さ，柔軟性に欠ける思考様式，儀式のようなあいさつの習慣，毎日同じ道順をたどったり，同じ食物を食べたりすることへの要求)。

(3) 強度または対象において異常なほど，きわめて限定され執着する興味（例：一般的ではない対象への強い愛着または没頭，過度に限局したまたは固執した興味)。

(4) 感覚刺激に対する過敏さまたは鈍感さ，または環境の感覚的側面に対する並外れた興味（例：痛みや体温に無関心のように見える，特定の音または触感に逆の反応をする，対象を過度に嗅いだり触れたりする，光または動きを見ることに熱中する)。

C 症状は発達早期に存在していなければならない（しかし社会的要求が能力の限界を超えるまでは症状は完全に明らかにならないかもしれないし，その後の生活で学んだ対応の仕方によって隠されている場合もある)。

D その症状は，社会的，職業的，または他の重要な領域における現在の機能に臨床的に意味のある障害を引き起こしている。

E これらの障害は，知的能力障害（知的発達症）または全般的発達遅延ではうまく説明されない。知的能力障害と自閉スペクトラム症はしばしば同時に起こり，自閉スペクトラム症と知的能力障害の併存の診断を下すためには，社会的コミュニケーションが全般的な発達の水準から期待されるものより下回っていなければならない。

（日本精神神経学会 日本語版用語監修，髙橋三郎・大野裕監訳：DSM-5 精神疾患の診断・統計マニュアル，pp.49-50，医学書院，2014）

病態

- 自閉スペクトラム症は，DSM-IVでの自閉性障害，アスペルガー障害，および特定不能の広汎性発達障害の 3 つをひとまとまりに捉えた疾患概念である。
- 多因子，多遺伝子遺伝と考えられている疾患であり，頻度は約1%であり，男児に多いとされている。
- 抽象的な概念を把握する能力に偏りがあり，他者の気持ちを思いやることや，雰囲気を察することが苦手である。そのため，いじめに遭うなど被害者になることも多い。実際に臨床上問題となるのは，興味の限局によるこだわり行動や，パニック，自傷行為，多動，睡眠障害などである。また，てんかんなどの合併症にも注意が必要である。

鑑別診断

- 適応障害などの，環境要因や心因による問題行動と鑑別する。
- 両親から生育歴を聴取するとともに，心理テストなどの客観的データの収集が望ましい。
- 注意欠如・多動症との鑑別・併存が重要である。DSM-IVでは自閉症スペクトラム症と注意欠如・多動症との併存は認められていなかったが，DSM-5 では両者の併存が認められているため注意が必要である。

治療

療育指導

根治療法はなく，一生発達の偏りを有することになる。早期診断・早期療育により，問題行動の定着化を防ぎ，社会適応できるよう指導していくことが唯一無二の治療である。

薬物療法

問題行動に対する対症療法として薬物療法は有効であるが，就学前の小児に対する薬物療法はできる限り控え，環境調整を中心に行うことが望ましい。ただし，顕著な問題行動や睡眠障害においてはこの限りではない。アメリカFDAは，リスペリドン，アリピプラゾールの2種類を承認している。また，脳波異常を持つ小児の場合，バルプロ酸やカルバマゼピンなども有効である。ベンゾジアゼピン系の睡眠薬は小児の場合，呼吸抑制や脱抑制（かえって興奮してしまう）などがみられることがあるので要注意である。

●易刺激性に対して

処方例

リスペリドン（1 mg）1〜2錠　分2　朝・夕食後
体重20 kg以上の患者では，1日1回0.5 mgより開始し，4日目より1日1 mgを1日2回に分けて経口投与する。症状により適宜増減するが，増量する場合は1週間以上の間隔をあけて1日量として0.5 mgずつ増量する。

アリピプラゾール（1 mg）2〜4錠　分1　夕食後
1日1 mgを開始用量1日〜15 mgを維持用量とし，1日1回経口投与する。症状により適宜増減するが，増量幅は1日量として最大3 mgとし，1日量は15 mgを超えないこと。

●こだわりが強い場合

処方例

ルボックス（25 mg）2錠　分2　朝・夕食後（適応外使用）
思春期症例の場合，投与初期に少量から著効する場合あり。無効の場合，用量を調節する。初期用量は1 mg/体重1 kgが目安。無効の場合，150 mgから300 mgまで増量する場合もある。

発達障害の対応のポイント

●信頼関係のもとでの病名告知

①不安や被害感が強いときに告知をするとトラブルを招き得る
②弱みや強みを評価し，まずは特性告知という形で伝える
③特性に基づく対応を指示し，患者・治療者の信頼関係を形成する
④特性–課題–対応をセットで共有する
⑤弱みへの対応や強みへの活用など実際面を強調する

●ことばは正確に

①主語や目的語を略さずに完全な文章で話す
②省略，比喩，冗談，皮肉は避ける
③肯定的な表現や用語で話す
④むやみに笑顔で話さない

●予見，見通し，手順の重要性

①前もって予定進行案，行動指示を具体的，経時的に説明する
②図や表を用いて，後に自分で参照できるように提示する

●適切な代替行動の指示

①よくない行動については，一般的な受け取られ方の常識的解説を行う
②代替行動を具体的に提唱する
③代替行動を 1 対 1 でシミュレーションし確認する

近藤　毅（琉球大学）

3　注意欠如・多動症/注意欠如・多動性障害

attention-deficit/hyperactivity disorder

診断基準・DSM-5

A　(1) および/または (2) によって特徴づけられる，不注意および/または多動性–衝動性の持続的な様式で，機能または発達の妨げとなっているもの：

(1) 不注意：以下の症状のうち 6 つ（またはそれ以上）が少なくとも 6 カ月持続したことがあり，その程度は発

達の水準に不相応で，社会的および学業的/職業的活動に直接，悪影響を及ぼすほどである：

注：それらの症状は，単なる反抗的行動，挑戦，敵意の表れではなく，課題や指示を理解できないことでもない。青年期後期および成人（17 歳以上）では，少なくとも 5 つ以上の症状が必要である。

(a) 学業，仕事，または他の活動中に，しばしば綿密に注意することができない，または不注意な間違いをする（例：細部を見過ごしたり，見逃してしまう，作業が不正確である）。

(b) 課題または遊びの活動中に，しばしば注意を持続することが困難である（例：講義，会話，または長時間の読書に集中し続けることが難しい）。

(c) 直接話しかけられたときに，しばしば聞いていないように見える（例：明らかな注意を逸らすものがない状況でさえ，心がどこか他所にあるように見える）。

(d) しばしば指示に従えず，学業，用事，職場での義務をやり遂げることができない（例：課題を始めるがすぐに集中できなくなる，または容易に脱線する）。

(e) 課題や活動を順序立てることがしばしば困難である（例：一連の課題を遂行することが難しい，資料や持ち物を整理しておくことが難しい，作業が乱雑でまとまりがない，時間の管理が苦手，締め切りを守れない）。

(f) 精神的努力の持続を要する課題(例：学業や宿題，青年期後期および成人では報告書の作成，書類に漏れなく記入すること，長い文書を見直すこと）に従事することをしばしば避ける，嫌う，またはいやいや行う。

(g) 課題や活動に必要なもの（例：学校教材，鉛筆，本，道具，財布，鍵，書類，眼鏡，携帯電話）をしばしばなくしてしまう。

(h) しばしば外的な刺激（青年期後期および成人では

無関係な考えも含まれる）によってすぐ気が散ってしまう。

(i) しばしば日々の活動（例：用事を足すこと，お使いをすること，青年期後期および成人では，電話を折り返しかけること，お金の支払い，会合の約束を守ること）で忘れっぽい。

(2) 多動性および衝動性：以下の症状のうち6つ（またはそれ以上）が少なくとも6カ月持続したことがあり，その程度は発達の水準に不相応で，社会的および学業的/職業的活動に直接，悪影響を及ぼすほどである：

注：それらの症状は，単なる反抗的態度，挑戦，敵意などの表れではなく，課題や指示を理解できないことでもない。青年期後期および成人（17歳以上）では，少なくとも5つ以上の症状が必要である。

(a) しばしば手足をそわそわ動かしたりトントン叩いたりする，またはいすの上でもじもじする。

(b) 席についていることが求められる場面でしばしば席を離れる（例：教室，職場，その他の作業場所で，またはそこにとどまることを要求される他の場面で，自分の場所を離れる）。

(c) 不適切な状況でしばしば走り回ったり高い所へ登ったりする（注：青年または成人では，落ち着かない感じのみに限られるかもしれない）。

(d) 静かに遊んだり余暇活動につくことがしばしばできない。

(e) しばしば“じっとしていない”またはまるで“エンジンで動かされているように”行動する（例：レストランや会議に長時間とどまることができないかまたは不快に感じる；他の人達には，落ち着かないとか，一緒にいることが困難と感じられるかもしれない）。

(f) しばしばしゃべりすぎる。

(g) しばしば質問が終わる前に出し抜いて答え始めてしまう（例：他の人達の言葉の続きを言ってしまう；会話で自分の番を待つことができない）。

(h) しばしば自分の順番を待つことが困難である（例：列に並んでいるとき）。
(i) しばしば他人を妨害し，邪魔する（例：会話，ゲーム，または活動に干渉する；相手に聞かずにまたは許可を得ずに他人の物を使い始めるかもしれない；青年または成人では，他人のしていることに口出ししたり，横取りすることがあるかもしれない）。

B 不注意または多動性–衝動性の症状のうちいくつかが12歳になる前から存在していた。

C 不注意または多動性–衝動性の症状のうちいくつかが2つ以上の状況（例：家庭，学校，職場；友人や親戚といるとき；その他の活動中）において存在する。

D これらの症状が，社会的，学業的，または職業的機能を損なわせているまたはその質を低下させているという明確な証拠がある。

E その症状は，統合失調症，または他の精神病性障害の経過中にのみ起こるものではなく，他の精神疾患（例：気分障害，不安症，解離症，パーソナリティ障害，物質中毒または離脱）ではうまく説明されない。

（日本精神神経学会 日本語版用語監修，髙橋三郎・大野裕監訳：DSM-5 精神疾患の診断・統計マニュアル，pp.58–59，医学書院，2014）

病態

- 不注意，多動性および衝動性に特徴づけられた疾患であり，頻度は3～5%といわれており，男児に多いとされている。
- 客観的に判断する指標が検討されており，事象関連電位（P300やミスマッチ陰性電位）の異常や画像所見での前頭葉機能の障害などが報告されている。
- 落ち着きのなさなどの多動症状や，忘れ物をするなどの不注意症状，思ったままに行動するなどの衝動性の症状が代表的である。ここでいう衝動性とは攻撃的・暴力的という意味ではない。多動症状は成長に伴って落ち着くことが多い。

- 日常的なことで失敗することが多いために，二次障害としての自尊心の低下,うつ,素行障害などの出現に注意しなければならない。

鑑別診断

- 適応障害などの，環境要因や心因による問題行動と鑑別する。
- 学校・家庭など異なる2場面以上において多動や不注意症状があるかを教師・親にチェックしてもらう。
- 心理検査としてはWISC-Ⅳなどの知能検査が代表的である。
- 症状の徴候があった年齢がDSM-Ⅳでは7歳であったが，DSM-5では12歳に引き上げられたことに注意が必要である。
- 17歳以上の大人の診断には満たすべき診断項目が少ないことに注意が必要である。

治療

ペアレントトレーニングや生活技能訓練（social skills training：SST）などの療育指導が有効であるが，行える施設は限られている。対症療法として薬物療法も有効である。

●不注意，多動・衝動性に対して

処方例

コンサータ　18 mgを初回用量として，18～45 mgで維持用量とする。1日1回朝投与とする。徐放剤なので，午後遅くの服用は不眠を来すので注意が必要。

ストラテラ　1日0.5 mg/kgを初回用量として漸増。1.2～1.8 mg/kgを維持用量とする。上限120 mgを超えないこととする。1日2回朝夕服用が原則。

インチュニブ　体重50 kg未満の場合は1日1 mg，50 kg以上の場合は1日2 mgより投与を開始し，1週間以上の間隔をあけて1 mgずつ増量する。

ビバンセ　30 mgを1日1回朝経口投与する。1日70 mgを超えない範囲で適宜増減するが，増量は1週間以上の間隔をあけて1日用量として20 gを超えない範囲で行うこと。

※なお，コンサータとビバンセを処方するにはADHD適正流通管理システムに登録しなければならない。

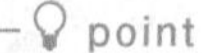

- 自閉スペクトラム症，注意欠如・多動症，知的能力障害群は神経発達症群であり，心因や環境要因によらない。
- 早期診断・早期治療が必要である。

お勧めの図書

『アスペルガー症候群の子どもたち その病像論の誕生から消滅まで』飯田順三編著，合同出版，東京，2014
『注意欠如・多動症-ADHD-の診断・治療ガイドライン 第4版』齋藤万比古編著，じほう，東京，2016
『子どもの心の診療シリーズ2 発達障害とその周辺の問題』宮本信也，田中康雄編著，中山書店，東京，2012

1 統合失調症

schizophrenia

診断基準・DSM-5

A 以下のうち２つ（またはそれ以上），おのおのが１カ月間（または治療が成功した際はより短い期間）ほとんどいつも存在する。これらのうち少なくとも１つは（1）か（2）か（3）である。

(1) 妄想

(2) 幻覚

(3) まとまりのない発語（例：頻繁な脱線または滅裂）

(4) ひどくまとまりのない，または緊張病性の行動

(5) 陰性症状（すなわち情動表出の減少，意欲欠如）

B 障害の始まり以降の期間の大部分で，仕事，対人関係，自己管理などの面で１つ以上の機能のレベルが病前に獲得していた水準より著しく低下している（または，小児期や青年期の発症の場合，期待される対人的，学業的，職業的水準にまで達しない）。

C 障害の持続的な徴候が少なくも６カ月間存在する。この６カ月の期間には，基準Ａを満たす各症状（すなわち，活動期の症状）は少なくとも１カ月（または，治療が成功した場合はより短い期間）存在しなければならないが，前駆期また残遺期の症状の存在する期間を含んでもよい。これらの前駆期または残遺期の期間では，障害の徴候は陰性症状のみか，もしくは基準Ａにあげられた症状の２つまたはそれ以上が弱められた形（例：奇妙な信念，異常な知覚体験）で表されることがある。

D 統合失調感情障害と「抑うつ障害または双極性障害，精神病性の特徴を伴う」が以下のいずれかの理由で除外されていること。

(1) 活動期の症状と同時に，抑うつエピソード，躁病エピソードが発症していない。

(2) 活動期の症状中に気分エピソードが発症していた場合，その持続期間の合計は，疾病の活動期および残遺期の持続期間の合計の半分に満たない。

E その障害は，物質（例：乱用薬物，医薬品）または他の医学的疾患の生理学的作用によるものではない。

F 自閉スペクトラム症や小児期発症のコミュニケーション症の病歴があれば，統合失調症の追加診断は，顕著な幻覚や妄想が，その他の統合失調症の診断の必須症状に加え，少なくとも 1 カ月（または，治療が成功した場合はより短い）存在する場合にのみ与えられる。

（日本精神神経学会 日本語版用語監修，髙橋三郎・大野裕監訳：DSM-5 精神疾患の診断・統計マニュアル，p.99，医学書院，2014）

病態

通常思春期から青年期に発症するが，女性では中年期に第二の好発年齢がある。有病率はおよそ 0.8％で，男女差はない。病因や病態は未だ不明な部分が大きいが，生物学的な障害であることを示唆するエビデンスが蓄積されてきている。

症状は，陽性症状（発症によって出現した症状）と陰性症状（発症によって欠如ないし減少した症状），認知機能障害の 3 つのカテゴリーで特徴づけられる。急性期には，幻聴や被害妄想，解体した会話，させられ体験などの自我障害，興奮，焦燥などの陽性症状が前景となり，慢性期には自閉や感情鈍麻などの陰性症状が主となることが多い。

鑑別診断

幻覚や妄想といった精神病症状は心因による反応などでも生じるため，持続期間が短い段階では，短期精神病性障害や統合失調症様障害と暫定的に診断しておく。特に初発の場合は，脳器質的疾患や全身疾患，せん妄，物質誘発性精神病性障害などの除外も必須である。また，自閉スペクトラム症でも妄想や自閉，感情疎通性の障害など類似した症状をみることがあるため，発達歴の詳細な聴取も必要である。

治療

急性期の治療

急性期の治療は，陽性症状を軽快し生活障害を改善することが目的である。通院治療が基本であるが，興奮や攻撃性が著しかったり，病識がなかったりする場合は，非自発的入院（医療保護入院，措置入院など）を考慮する。

抗精神病薬による治療は，速やかな機能の維持と再発予防に不可欠である。かつては，セレネースやコントミンなどの第一世代（定型）抗精神病薬が用いられていたが，現在では下記のような第二世代（非定型）抗精神病薬が第一選択となる。各薬剤に関して，効果の順位付けに関する十分なエビデンスはないが，副作用はそれぞれ異なっているため，代謝系や錐体外路系副作用のプロフィールを考慮した主剤の選択が重要である。

処方例

リスパダール　1〜6 mg　分 1〜2
レキサルティ　1〜2 mg　分 1

- 乳汁分泌や月経不順，インポテンツなど高プロラクチン血症による副作用が目立つ場合は，下記薬剤への切り替えも考慮する。

処方例

エビリファイ　6〜30 mg　分 1〜2

- 経口での内服が十分にできない場合は，下記薬剤が有用である。これらは，肝臓での初回通過効果を受けないため，十分な生体内利用率を確保できるという長所を持つ。

処方例

シクレスト舌下錠　5〜20 mg　分 2　舌下投与
ロナセンテープ　40〜80 mg　1 日 1 回　貼布

- 糖尿病を合併している患者に対して，ジプレキサとセロクエルは投与禁忌であり，服薬中は定期的な体重測定や血液検査を行うことが望ましい。

- 興奮が著しく鎮静を得たい場合は，一時的に注射剤を用いたり，経口の気分安定薬などを併用したりすることもある。

処方例

ジプレキサ筋注用（10 mg）1 A　1～2 回/日
セレネース注（5 mg）1 A＋アキネトン注射液（5 mg）1 A　1～2 回/日
デパケン　400～1,200 mg　分 2～3
ロドピン　50～150 mg　分 3～4

維持期の治療

維持期の治療では，服薬中断や社会生活上のストレスによる症状再燃を予防することが重要である。初発の場合，少なくとも 1 年以上抗精神病薬を継続することが推奨されている。その後も症状が持続している場合は，服薬を継続する必要がある。一方で，症状が寛解した際には，リスクやベネフィットを本人・家族と十分に共有した上で服薬の減量・中止を検討する。

- 飲み忘れなど服薬アドヒアランスが悪かったり，本人が希望したりする場合は，抗精神病薬の持効性注射剤（通称デポ剤）を考慮する。

処方例

エビリファイ持続性水懸筋注用　400 mg　1A　1 回/月
ゼプリオン水懸筋注　150 mg　1A　1 回/月
ハロマンス注　50 mg　1A　1 回/月

心理社会的治療

精神療法は個別性を重視し，主観的な回復（パーソナルリカバリー）を治療目標とする。患者や家族に十分に心理教育を実施し，服薬管理や症状自己対処能力を高めることが重要である。就労や就学を目標としている患者には，生活技能訓練（SST）や認知機能リハビリテーションの導入も早期に検討する。

また，幻覚や妄想などの急性期症状が軽快したのちに，患者が自身のおかれた現実に直面化し，病歴に絶望すること（めざめ現象，

awakenings）がある。この時期に自殺企図におよぶこともまれではないため，注意を払う必要がある。

再燃時の治療

服薬中断により再燃した場合は，原則として以前効果のあった処方を再開する。服薬を継続していたにもかかわらず再燃した場合は，用量を増やす，あるいは等価（巻末付録参照）の他剤へ切り替える。

- リスパダール 6 mg（クロルプロマジン換算 600 mg）を服用していた場合

処方例

ジプレキサ　15 mg　分 1
ロナセン　24 mg　分 2
セロクエル　400 mg　分 2～3

治療抵抗性例の治療

1 種類以上の第二世代抗精神病薬を含む 2 種類以上の，十分量（クロルプロマジン換算 600 mg/日以上）の抗精神病薬を，十分な期間（4 週間以上）投与しても反応がみられなかった患者は，治療抵抗性と定義される。この治療抵抗性統合失調症患者に効果が高いといわれているのがクロザリルである。一方で，クロザリルは無顆粒球症，心筋炎・心内膜炎，糖尿病などの重篤な副作用のリスクがあるため，わが国においてはクロザリル患者モニタリングサービス（CPMS）によってその適正使用が管理されており，処方できる医師や医療機関にも一定の要件がある。

point

統合失調症

- 幻覚や妄想だけでなく，生活そのものが治療の対象となるため，多職種で協力し，心理教育や環境調整，リハビリテーションなどの心理社会的治療を早期に導入することが重要である。
- 治療者は家族を決して責めることはせず，治療目標を共有することがポイントである。

📖 お勧めの図書

『統合失調症薬物治療ガイドライン』日本神経精神薬理学会編集，医学書院，東京，2016

『"脳と心"からみた統合失調症の理解』倉知正佳，医学書院，東京，2016

1 双極性障害

bipolar disorders

診断基準・DSM-5

＜双極Ⅰ型障害＞

双極Ⅰ型障害と診断するためには，躁病エピソードについて以下の基準に該当することが必要である。躁病エピソードには軽躁病エピソードや抑うつエピソードが先行したり，後に続いたりしていることがある。

●躁病エピソード

A 気分が異常かつ持続的に高揚し，開放的または易怒的となる。加えて，異常にかつ持続的に亢進した目標指向性の活動または活力がある。このような普段とは異なる期間が，少なくとも1週間，ほぼ毎日，1日の大半において持続する。

B 気分が障害され，活動または活力が亢進した期間中，以下の症状のうち3つ（またはそれ以上）（気分が易怒性のみの場合は4つ）が有意の差をもつほどに示され，普段の行動とは明らかに異なった変化を象徴している。

（1）自尊心の肥大，または誇大
（2）睡眠欲求の減少
（3）普段より多弁であるか，しゃべり続けようとする切迫感
（4）観念奔逸，またはいくつもの考えがせめぎ合っているといった主観的な体験
（5）注意散漫が報告される，または観察される。
（6）目標指向性の活動の増加，または精神運動焦燥
（7）困った結果につながる可能性が高い活動に熱中すること

C この気分障害は，社会的または職業的機能に著しい障害を引き起こしている，あるいは自分自身または他人に害を及ぼすことを防ぐため入院が必要であるほど重篤である，または精神病性の特徴を伴う。

D　本エピソードは，物質（例：乱用薬物，医薬品，または他の治療）の生理学的作用，または他の医学的疾患によるものではない。

●軽躁病エピソード

A　気分が異常かつ持続的に高揚し，開放的または易怒的となる。加えて，異常にかつ持続的に亢進した活動または活力のある，普段とは異なる期間が，少なくとも4日間，ほぼ毎日，1日の大半において持続する。

B　気分が障害され，かつ活力および活動が亢進した期間中，以下の症状のうち3つ（またはそれ以上）（気分が易怒性のみの場合は4つ）が持続しており，普段の行動とは明らかに異なった変化を示しており，それらは有意の差をもつほどに示されている。

（1）自尊心の肥大，または誇大

（2）睡眠欲求の減少

（3）普段より多弁であるか，しゃべり続けようとする切迫感

（4）観念奔逸，またはいくつもの考えがせめぎ合っているといった主観的な体験

（5）注意散漫が報告される，または観察される。

（6）目標指向性の活動の増加，または精神運動焦燥

（7）困った結果につながる可能性が高い活動に熱中すること

C　本エピソード中は，症状のないときのその人固有のものではないような，疑う余地のない機能の変化と関連する。

D　気分の障害や機能の変化は，他者から観察可能である。

E　本エピソードは，社会的または職業的機能に著しい障害を引き起こしたり，または入院を必要とするほど重篤ではない。もし精神病性の特徴を伴えば，定義上，そのエピソードは躁病エピソードとなる。

F　本エピソードは，物質（例：乱用薬物，医薬品，あるいは他の治療）の生理学的作用によるものではない。

●抑うつエピソード

A　以下の症状のうち5つ（またはそれ以上）が同じ2週間の間に存在し，病前の機能からの変化を起こしている。これ

らの症状のうち少なくとも1つは，（1）抑うつ気分，または（2）興味または喜びの喪失である。

注：明らかに他の医学的疾患に起因する症状は含まない。

（1）その人自身の言葉か，他者の観察によって示される，ほとんど1日中，ほとんど毎日の抑うつ気分（注：子どもや青年では易怒的な気分もありうる）

（2）ほとんど1日中，ほとんど毎日の，すべて，またはほとんどすべての活動における興味または喜びの著しい減退

（3）食事療法をしていないのに，有意の体重減少，または体重増加（例：1カ月で体重の5%以上の変化），またはほとんど毎日の食欲の減退または増加（注：子供の場合，期待される体重増加がみられないことも考慮せよ）

（4）ほとんど毎日の不眠または過眠

（5）ほとんど毎日の精神運動焦燥または制止

（6）ほとんど毎日の疲労感，または気力の減退

（7）ほとんど毎日の無価値感，または過剰であるか不適切な罪責感

（8）思考力や集中力の減退，または決断困難がほとんど毎日認められる。

（9）死についての反復思考（死の恐怖だけではない）。特別な計画はないが反復的な自殺念慮，または自殺企図，または自殺するためのはっきりとした計画

B　その症状は，臨床的に意味のある苦痛，または社会的，職業的，または他の重要な領域における機能の障害を引き起こしている。

C　そのエピソードは物質の生理学的作用，または他の医学的疾患によるものではない。

●双極I型障害

A　少なくとも1つ以上の躁病エピソード（上記「躁病エピソード」A～D）に該当すること。

B　躁病エピソードと抑うつエピソードの発症が，統合失調感情障害，統合失調症，統合失調症様障害，妄想性障害，または，他の特定されるまたは特定不能の統合失調症スペク

トラム障害および他の精神病性障害ではうまく説明されない。

（日本精神神経学会 日本語版用語監修，髙橋三郎・大野裕監訳：DSM-5 精神疾患の診断・統計マニュアル，pp.123-126，一部割愛，医学書院，2014）

＜双極Ⅱ型障害＞

双極Ⅱ型障害の診断のためには，現在または過去の軽躁病エピソードの以下の基準を満たし，および，現在または過去の抑うつエピソードの以下の基準を満たすことが必要である。

●軽躁病エピソード

A 気分が異常かつ持続的に高揚し，開放的または易怒的となる。加えて，異常にかつ持続的に亢進した活動または活力のある，普段とは異なる期間が，少なくとも 4 日間，ほぼ毎日，1 日の大半において持続する。

B 気分が障害され，かつ活力および活動が亢進した期間中，以下の症状のうち 3 つ（またはそれ以上）（気分が易怒性のみの場合は 4 つ）が持続しており，普段の行動とは明らかに異なった変化を示しており，それらは有意の差をもつほどに示されている。

(1) 自尊心の肥大，または誇大
(2) 睡眠欲求の減少
(3) 普段より多弁であるか，しゃべり続けようとする切迫感
(4) 観念奔逸，またはいくつもの考えがせめぎ合っているといった主観的な体験
(5) 注意散漫が報告される，または観察される。
(6) 目標指向性の活動の増加，または精神運動焦燥
(7) 困った結果になる可能性が高い活動に熱中すること

C 本エピソード中は，症状のないときのその人固有のものではないような，疑う余地のない機能の変化と関連する。

D 気分の障害や機能の変化は，他者からの観察可能である。

E 本エピソードは，社会的または職業的機能に著しい障害を引き起こしたり，または入院を必要とするほど重篤ではない。もし精神病性の特徴を伴えば，定義上，そのエピソードは躁病エピソードとなる。

F　本エピソードは，物質（例：乱用薬物，医薬品，あるいは他の治療）の生理学的作用によるものではない。

●抑うつエピソード

A　以下の症状のうち５つ（またはそれ以上）が同じ２週間の間に存在し，病前の機能からの変化を起こしている。これらの症状のうち少なくとも１つは，（1）抑うつ気分，または（2）興味または喜びの喪失である。

注：明らかに医学的疾患に起因する症状は含まない。

（1）その人自身の言葉か，他者の観察によって示される，ほとんど１日中，ほとんど毎日の抑うつ気分（注：子どもや青年では易怒的な気分もありうる）

（2）ほぼ１日中，ほとんど毎日の，すべて，またはほとんどすべての活動における興味または喜びの著しい減退

（3）食事療法をしていないのに，有意の体重減少，または体重増加，またはほとんど毎日の食欲の減退または増加（注：子どもの場合，期待される体重増加がみられないことも考慮せよ）

（4）ほとんど毎日の不眠または過眠

（5）ほとんど毎日の精神運動焦燥または制止

（6）ほとんど毎日の疲労感，または気力の減退

（7）ほとんど毎日の無価値感，または過剰であるか不適切な罪責感

（8）思考力や集中力の減退，または決断困難がほとんど毎日認められる。

（9）死についての反復思考（死の恐怖だけではない），特別な計画はないが反復的な自殺念慮，または自殺企図，または自殺するためのはっきりとした計画

B　その症状は，臨床的に意味のある苦痛，または社会的，職業的，または他の重要な領域における機能の障害を引き起こしている。

C　そのエピソードは物質の生理学的作用，または他の医学的疾患によるものではない。

●双極Ⅱ型障害

A　少なくとも１つの軽躁病エピソードが，診断基準（「軽躁

病エピソード」の項，基準 A〜F）に該当し，加えて少なくとも 1 つの抑うつエピソードが診断基準(「抑うつエピソード」の項，基準 A〜C）に該当したことがある。

B　過去，躁病エピソードがない。

C　軽躁病エピソードと抑うつエピソードの発症が，統合失調感情障害，統合失調症，統合失調症様障害，妄想性障害，または，他の特定されるまたは特定不能の統合失調症スペクトラム障害および他の精神病性障害ではうまく説明されない。

D　抑うつの症状，または，抑うつと軽躁を頻繁に交替することで生じる予測不能性が，臨床的に意味のある苦痛，または社会的，職業的，または他の重要な領域における機能の障害を引き起こしている。

（日本精神神経学会 日本語版用語監修，髙橋三郎・大野裕監訳：DSM-5 精神疾患の診断・統計マニュアル，pp.132-134，一部割愛，医学書院，2014）

病態

双極性障害は大うつ病性障害よりも若年で発症し，男女比が 1：1 と疫学的にも異なる疾患である。躁病エピソードが診断に必須の双極 I 型障害と，軽躁病とうつ症状が中心の双極 II 型障害に分けられる。症状として抑うつ状態，躁状態のいずれも呈するが，うつ状態では大うつ病性障害の症状とほぼ同じである。ここでは躁状態について述べる。

躁状態は気分が高揚した状態であり，比較的急激に発症することが多い。不眠・活動性増加などがみられ，特に理由もないのに爽快感・多幸感を伴い，自尊心が肥大して思考や行動面の抑制がなくなる。思いついたことを筋道なく好き嫌いの感情のままに進めてしまい，家庭や仕事での社会的破綻を来す。つまり躁状態は感情の高揚を中心に，思考・意欲・行動面にわたって抑制が利かない状態である。

鑑別診断

物質（大麻，モルヒネ，抗うつ薬など）による誘発は見抜く必要がある。

脳血管障害，甲状腺機能亢進症，脳炎などの身体疾患でも躁状態を呈することがある。

治療

精神療法

患者は気分が高揚してきたときに病識がなくなり服薬コンプライアンスを保たせるのが難しくなるため，日常の診療のなかで相互の信頼関係を築き，服薬の必要性を教育する必要がある。精神状態が悪化したときには，この信頼関係が治療上の重要な鍵となる。

入院適応

基本的に軽症でない限り入院治療を考えた方がよい。躁状態のため興奮が強い場合には絶対適応である。興奮が強くなくても職場や友人・家族との人間関係を損なうおそれのあるとき，精神病症状がみられる場合は可能な限り入院治療を受けさせる必要がある。

身体治療

食欲が亢進しているために食事を十分に摂っていることもあるが，逆に食事を摂らなくても元気な場合もあるので，身体面には十分注意を払う。脱水により薬物血中濃度が上昇し，薬物の副作用が出やすくなることもある。

薬物療法

双極性障害では気分安定薬が処方の中心となる。不眠はほとんどの場合存在するため，睡眠薬を必要とする。治療の主眼は躁状態の早期の軽減と再発防止に置くべきである。

●躁状態のとき

気分安定薬として，以下のうちいずれかを使用する。第一選択薬はリーマスである。いずれの薬剤も，血中濃度を測定しながら投与量を決定する。一般的に投与開始5日間で血中濃度が安定するので，6〜7日後に必ず測定する。リーマスは有効な血中濃度域と中毒域が近いので注意する。ラミクタールは皮膚障害の発症リスクがあり，定められた処方量を遵守する。

処方例

リーマス（200 mg）2～4 錠　分 2
デパケン（200 mg）2～6 錠　分 2
テグレトール（200 mg）2～6 錠　分 2
200～400 mg から開始する。
ラミクタール（25 mg）1 錠～
皮膚障害に注意しながら，ガイドラインに沿ってゆっくりと増量する。デパケン使用時には，初期用量が異なるため特に注意を要する。
ジプレキサ（5 mg）1～4 錠　分 1
躁病相，うつ病相ともに気分安定薬なしに単剤で使用可。
エビリファイ（6 mg）1～5 錠　分 1
気分安定薬なしに単剤で使用可であるが，躁状態のときには高用量で開始する。

●興奮の強いとき

以下のうち 1 つ以上を併用する。

処方例

ロドピン（50 mg）1～4 錠　分 2～3（適応外）
リスパダール（1 mg）1～8 錠　分 1～2（適応外）
セレネース（0.75～3 mg）1～3 錠　分 1～3
精神症状をみながら処方を変更
※抗精神病薬の副作用である錐体外路症状が出現すれば，薬物の減量あるいは抗パーキンソン病薬を併用する。
※不眠症状がほとんどでみられるため，サイレース（2 mg）1～2 錠などの睡眠薬を併用する。
※便秘の出現が多いので，適宜便通をよくする薬を併用する。

●うつ状態のとき

うつ状態ではまず，抗躁効果の強い薬剤（ロドピン，リスパダール，セレネースなど）を整理する必要がある。抗うつ薬の投与は大うつ病性障害に比して効き目が悪いこと，病相の変動を大きく乱れさせることがあるため必ずしも必要ではない。抗うつ効果のある気分安定薬（ラミクタール）や抗精神病薬（ビプレッソ，エビリファイなど）を使用する方がよい場合もある。難治性のうつ状態に陥ったときはSSRI，SNRIなどよりも抗うつ効果の強い三環系抗うつ薬や修正型電気けいれん療法などを試みた方がよい。基本的に双極性障害が統合失調症と近縁疾患という近年の立場からみれば，躁状態であれ，うつ状態であれ，気分安定薬と抗精神病薬という処方になるのはむしろ必然なのかもしれない。

処方例

ラミクタール（25 mg）1錠～
皮膚障害に注意しながらガイドラインに沿ってゆっくりと増量する。特にデパケンを使用するときには，初期用量が異なるため注意が必要（前述）。
ビプレッソ（50 mg）3～6錠　分1
ジプレキサ（5 mg）1～4錠　分1

●双極スペクトラム障害

過去に明確な躁や軽躁のエピソードがなく，少なくとも1回のうつ病エピソードがあり，①若年，②家族歴あり，③産後，④うつ病の期間が比較的短い，⑤抗うつ薬への反応が悪い，などの特徴があるものが診断基準として挙げられる。これについては双極性障害として加療した方が治療反応性がよい。

お勧めの図書

『双極性障害【第2版】―双極症Ⅰ型・Ⅱ型への対処と治療』加藤忠史著，筑摩書房，東京，2019
『双極性障害：病態の理解から治療戦略まで（第3版）』加藤忠史著，医学書院，東京，2019

1 うつ病（DSM-5）/大うつ病性障害，持続性抑うつ障害（気分変調症）

major depressive disorder, persistent depressive disorder（dysthymia）

診断基準・DSM-5

●うつ病（DSM-5）/大うつ病性障害

A 以下の症状のうち5つ（またはそれ以上）が同じ2週間の間に存在し，病前の機能から変化を起こしている。これらの症状のうち少なくとも1つは（1）抑うつ気分，または（2）興味または喜びの喪失である。

注：明らかに他の医学的疾患に起因する症状は含まない。

（1）その人自身の言葉か，他者の観察によって示される，ほとんど1日中，ほとんど毎日の抑うつ気分

注：子どもや青年では易怒的な気分もありうる。

（2）ほとんど1日中，ほとんどの毎日の，すべて，またはほとんどすべての活動における興味または喜びの著しい減退

（3）食事療法をしていないのに，有意の体重減少，または体重増加，またはほとんど毎日の食欲の減退または増加

注：子どもの場合，期待される体重増加がみられないことも考慮せよ。

（4）ほとんど毎日の不眠または過眠

（5）ほとんど毎日の精神運動焦燥または制止

（6）ほとんど毎日の疲労感，または気力の減退

（7）ほとんど毎日の無価値感，または過剰であるか不適切な罪責感

（8）思考力や集中力の減退，または決断困難がほとんど毎日認められる。

（9）死についての反復思考（死の恐怖だけではない），特別な計画はないが反復的な自殺念慮，または自殺企

図，または自殺するためのはっきりとした計画

B　その症状は，臨床的に意味のある苦痛，または社会的，職業的，または他の重要な領域における機能の障害を引き起こしている。

C　そのエピソードは物質の生理学的作用，または他の医学的疾患によるものではない。

D　抑うつエピソードは，統合失調感情障害，統合失調症，統合失調症様障害，妄想性障害，または他の特定および特定不能の統合失調症スペクトラム障害および他の精神病性障害群によってはうまく説明されない。

E　躁病エピソード，または軽躁病エピソードが存在したことがない。

（日本精神神経学会 日本語版用語監修，髙橋三郎・大野裕監訳：DSM-5 精神疾患の診断・統計マニュアル，pp.160-161，一部割愛，医学書院，2014）

●持続性抑うつ障害（気分変調症）

A　抑うつ気分がほぼ1日中存在し，それのない日よりもある日の方が多く，その人自身の説明または他者の観察によって示され，少なくとも2年続いている。

注：子供や青年では，気分は易怒的であることもあり，また期間は少なくとも1年間はなければならない。

B　抑うつの間，以下のうち2つ（またはそれ以上）が存在すること：

（1）食欲の減退または増加
（2）不眠または過眠
（3）気力の減退または疲労感
（4）自尊心の低下
（5）集中力の低下または決断困難
（6）絶望感

C　この症状の2年の期間中（子どもや青年については1年間），一度に2カ月を超える期間，基準AおよびBの症状がなかったことはない。

D　2年の間，うつ病の基準を持続的に満たしているかもしれない。

E　躁病エピソードまたは軽躁病エピソードが存在したことは

一度もなく，また，気分循環性障害の基準を満たしたこともない。

F　障害は，持続性の統合失調感情障害，統合失調症，妄想性障害，他の特定される，または特定不能の統合失調症スペクトラム障害やその他の精神病性障害ではうまく説明されない。

G　症状は，物質（例：乱用薬物，医薬品），または他の医学的疾患（例：甲状腺機能低下症）の生理学的作用によるものではない。

H　症状は，臨床的に意味のある苦痛，または社会的，職業的，または他の重要な領域における機能の障害を引き起こしている。

（日本精神神経学会 日本語版用語監修，髙橋三郎・大野裕監訳：DSM-5 精神疾患の診断・統計マニュアル，p.168，医学書院，2014）

病態

抑うつ障害群には大うつ病性障害と持続性抑うつ障害が含まれる。持続性抑うつ障害は比較的軽い抑うつ気分の持続である。大うつ病性障害の主な症状は基本症状として1日中続く抑うつ気分・興味や喜びの喪失があり，意欲減退に伴い食欲不振・体重減少がみられ，無価値感・現実喪失感・罪責感・思考制止・集中困難・不安・焦燥・不眠・自殺念慮・自殺企図などが出現する。二次妄想である罪業妄想・貧困妄想・心気妄想といった微小妄想もみられることがある。

また，従来のメランコリー型を中心とした定型うつ病と異なるところの体重増加または食欲増加，過眠，手や足の重い鉛のような感覚，対人関係の困難があるのを非定型うつ病という。うつ病という診断が近年増加している原因ともされている。

鑑別診断

ステロイド投与，インターフェロン投与などによりうつ状態を呈することがある。また，身体疾患として甲状腺機能低下症，多発性硬化症，クッシング症候群，脳卒中などでもうつ状態を呈する。

治療

最初に適切な治療を行えば治る病気であることを説明する。治療を行ううえで必要なことは休息であり，程度によるが基本的に仕事なども休ませる。回復に要する期間は個人差があるが，半年程度と伝える。

精神療法

激励することは患者をさらに追い込むことになるので厳禁である。診察は患者の話を傾聴し，支持的に行う。また，うつ病という誰もがなり得る病気のせいで気分が落ち込んでいるわけであり，よくなる病気であると説明し，そのうえで自殺などは行わないように約束させる。

身体治療

食欲低下から極度のるい痩に至ることがあるので，食事の開始には十分注意する。また，精神症状が悪いために食事や水分を摂取できない場合には，点滴などを行う。

入院適応

精神症状のため食事が摂られていない場合や希死念慮が強く自殺や自傷の可能性が高い場合，精神病症状がみられる場合などが入院適応と考えられる。多くの場合，病識は乏しい。

薬物療法

うつ病では 90％以上に不眠を認めるため，睡眠薬の併用を行う場合が多い。うつ病寛解後は再発防止が治療の主眼となる。正確なデータはないが再発のリスクを下げるため，寛解後 6 ヵ月～2 年間は少なくとも服薬を続けるように指導する。うつ病になると再発する可能性は高く，2 回目以降はさらに高くなる。そのため服薬を長期に続ける患者も少なくない。3 回以上うつ病相を経験した患者には生涯にわたって服薬するよう指導する方がよい。

抗うつ薬として下記のいずれか 1 つだけを使用し，低用量から開始する。睡眠薬を除けば基本的に他の薬剤併用なしで次の薬剤のうち 1 種類のみで治療する。

処方例

パキシル（10 mg）1～4 錠　分 1（18 歳未満には注意）
ルボックス（25 mg）2～6 錠　分 2
ジェイゾロフト（25 mg）1～4 錠　分 1
サインバルタ（20 mg）2～3C　分 1
リフレックス，レメロン（15 mg）1～3 錠　分 1
レクサプロ（10 mg）1～2 錠　分 1
イフェクサー（75 mg）1～3C　分 1
※高齢者にはより少なめから処方する。治療に反応しないときには増量する。副作用が出現すれば，程度により中止あるいは変更を考慮する。
※不眠症状がほとんどでみられるため，ルネスタ（3 mg）1 錠などの睡眠薬を併用するが，慢然と長期にわたり使用しない。
※焦燥の強いときはテトラミド，レスリン，ごく少量のセロクエルなどの抗精神病薬を併用してもよい。

難治例の治療

難治例に対しては麻酔科と協力して修正型電気けいれん療法（m-ECT ➡ p.164）を行ったり，三環系抗うつ薬への変更やリチウムや甲状腺末の併用による増強療法も考慮する。

point

抑うつ障害群と双極性障害

抑うつ状態の患者は怠けているようにみえることがある。しかし，そのことを指摘したのでは治療関係は成立しない。まず患者の苦しみを受容共感し，時間をかけて治療関係を確立することが肝要である。

お勧めの図書

『最新版「うつ」を治す』大野裕著，PHP 研究所，東京，2014

1　社交不安症/社交不安障害（社交恐怖）

social anxiety disorder（social phobia）; SAD

診断基準・DSM-5

A　他者の注視を浴びる可能性のある1つ以上の社交場面に対する，著しい恐怖または不安。例として，社交的なやりとり（例：雑談すること，よく知らない人に会うこと），見られること（例：食べたり飲んだりすること），他者の前でなんらかの動作をすること（例：談話すること）が含まれる。

注：子どもの場合，その不安は成人との交流だけでなく，仲間達との状況でも起きるものでなければならない。

B　その人は，ある振る舞いをするか，または不安症状を見せることが，否定的な評価を受けることになると恐れている（すなわち，恥をかいたり恥ずかしい思いをするだろう，拒絶されたり，他者の迷惑になるだろう）。

C　その社交的状況はほとんど常に恐怖または不安を誘発する。

注：子どもの場合，泣く，かんしゃく，凍りつく，まといつく，縮みあがる，または，社交的状況で話せないという形で，その恐怖または不安が表現されることがある。

D　その社交的状況は回避され，または，強い恐怖または不安を感じながら耐え忍ばれる。

E　その恐怖または不安は，その社交的状況がもたらす現実の危険や，その社会文化的背景に釣り合わない。

F　その恐怖，不安，または回避は持続的であり，典型的には6カ月以上続く。

G　その恐怖，不安，または回避は，臨床的に意味のある苦痛，または社会的，職業的，または他の重要な領域における機能の障害を引き起こしている。

H　その恐怖，不安，または回避は，物質（例：乱用薬物，医薬品）または他の医学的疾患の生理学的作用によるものではない。

I　その恐怖，不安，または回避は，パニック症，醜形恐怖症，自閉スペクトラム症といった他の精神疾患の症状では，うまく説明されない。

J　他の医学的疾患（例：パーキンソン病，肥満，熱傷や負傷による醜形）が存在している場合，その恐怖，不安，または回避は，明らかに医学的疾患とは無関係または過剰である。

（日本精神神経学会 日本語版用語監修，髙橋三郎・大野裕監訳：DSM-5 精神疾患の診断・統計マニュアル，pp.200-201，医学書院，2014）

病態

患者は，人と話をしたりほかの人がいる前で行動したりするとき，恥ずかしい思いをするのではないかとひどく心配になるため，強い不安や恐怖を感じている。また，同時に赤面や震えなどの身体症状が起こる。多くの場合，最初は不安に感じる状況でも時間とともに慣れ，不安感は薄れていくが，SAD の患者はそうではない。SAD の患者は，自分が恐れる対人関係状況に入る可能性があると強い不安を感じて，相手に声の震えや顔のひきつりなどを気づかれまいとし，そうした状況を避けようとする。その結果，学校や職場での活動に大きな影響を及ぼし，毎日の生活に支障を来していくのである。

鑑別診断

対人関係の貧弱さが診断基準そのものに取り込まれている疾患である。統合失調症やシゾイドパーソナリティ障害，自閉スペクトラム症にもみられるが，これらの疾患では，DSM-5 での項目 E「恐怖または不安は，その社交的状況がもたらす現実の危険や，社会文化的背景に釣り合わない」と項目 G の恐怖または不安のため苦痛を感じている部分がみられないことが鑑別点である。また，除外と合併の双方の対象となるのが，他の不安症群，抑うつ障害群，アルコール使用障害などである。これらは社交不安障害に続発する形が多く，こういった comorbidity（併存障害）がみられたときには背後に社交不安障害がないかを確認する必要がある。

治療

薬物療法

恐怖や不安を解消し，回避行動を減少させること，自律神経症状や生理的症状の軽減，日常生活での支障とQOLの改善が治療の目標である。現在では，SSRIが薬物療法の中心となっており，わが国では，パキシル，ルボックス，レクサプロが保険適用である。また，不安の強いケースなどSSRIの効果発現を待ちきれそうにない患者には抗不安薬が併用される。ただし短期間の使用に留めるようにし，アルコール使用障害を含む物質乱用歴のある患者ではできるだけ避けるべきである。

処方例

ルボックス（25 mg）2～6錠　分2
　50 mgより開始して150 mgまで漸増
パキシル（10 mg）1～4錠　分1
　12.5 mgより開始して50 mgまで漸増
　補助的にメイラックス（2 mg）1錠　分1
　またはレキソタン（2 mg）3～6錠　分3
レクサプロ（10 mg）1～2錠　分1
　10 mgより開始して20 mgまで漸増

心理療法

曝露法，森田療法，認知行動療法などが用いられる。

2 パニック症/パニック障害

panic disorder

診断基準・DSM-5

A　繰り返される予期しないパニック発作。パニック発作とは，突然，激しい恐怖または強烈な不快感の高まりが数分以内でピークに達し，その時間内に，以下の症状のうち4

つ（またはそれ以上）が起こる。

注：突然の高まりは，平穏状態，または不安状態から起こりうる。

(1) 動悸，心悸亢進，または心拍数の増加
(2) 発汗
(3) 身震いまたは震え
(4) 息切れ感または息苦しさ
(5) 窒息感
(6) 胸痛または胸部の不快感
(7) 嘔気または腹部の不快感
(8) めまい感，ふらつく感じ，頭が軽くなる感じ，または気が遠くなる感じ
(9) 寒気または熱感
(10) 異常感覚（感覚麻痺またはうずき感）
(11) 現実感消失（現実ではない感じ）または離人感（自分自身から離脱している）
(12) 抑制力を失うまたは“どうかなってしまう”ことに対する恐怖
(13) 死ぬことに対する恐怖

注：文化特有の症状（例：耳鳴り，首の痛み，頭痛，抑制を失っての叫びまたは号泣）がみられることもある。この症状は，必要な4つの症状の1つと数え上げるべきではない。

B 発作のうちの少なくとも1つは，以下に述べる1つまたは両者が1カ月（またはそれ以上）続いている。
(1) さらなるパニック発作またはその結果について持続的な懸念または心配（例：抑制力を失う，心臓発作が起こる，“どうかなってしまう”）
(2) 発作に関連した行動の意味のある不適応的変化（例：パニック発作を避けるような行動）

C その障害は，物質の生理学的作用（例：乱用薬物，医薬品），または他の医学的疾患（例：甲状腺機能亢進症，心肺疾患）によるものでない。

D その障害は，他の精神疾患によってうまく説明されない。（例：社交不安症，限局性恐怖症，強迫症，心的外傷後スト

レス障害，または分離不安症よるものではない)。
(日本精神神経学会 日本語版用語監修，髙橋三郎・大野裕監訳：DSM-5 精神疾患の診断・統計マニュアル，pp.206-207，一部割愛，医学書院，2014)

病態

- パニック症では，予期しないで始まるパニック発作が生じる。患者はしばしば身体疾患で発作が生じたと考え，内科や救急科を受診するが心電図等の検査結果に異常は認められない。しかし，発作は繰り返し，次第に予期不安が生じ，悪化すると電車や車に乗れない，外出できないといった広場恐怖に発展することがある。乳酸ナトリウム静注によるパニック発作誘発作用が知られている。
- パニック発作自体はうつ病や心的外傷後ストレス障害などでも生じ得るが，この場合の多くは状況依存性（はっきりとしたきっかけがあるもの）である。「予期しない」とは日常生活で普段と何ら変わりなく過ごしているなかで（例えば，洗濯物を干しているとき，料理をしているとき，電車に乗っているときなど），誘因なく突然生じることを意味している。パニック発作の回数が増加すると，予期しないものと状況依存性のものが混在することがあるが，少なくとも 2 回の予期しないパニック発作の既往があればパニック症と診断する。また，患者が経験するパニック発作のすべてが DSM-5 の診断基準を満たすわけではなく，症状限定発作が混在する例もある。

鑑別診断

パニック発作は，甲状腺機能亢進症や洞性頻脈などの医学的疾患や薬物乱用との鑑別が必要である。また，他の不安障害や抑うつ障害群，パーソナリティ障害にパニック発作が併存する場合があるので注意する。例えば，社交不安症（例：恐れている社会的状況に曝露されて生じる），限定性恐怖症（例：特定の恐怖状況に曝露されて），強迫症（例：汚染に対する強迫観念のある人が，ごみに曝露されて），心的外傷後ストレス障害（例：強いストレス因子と関連した刺激に反応して），または分離不安症（例：家を離れたり，または身近の家族から離れたりしたとき）などである。

治療

薬物療法

発作を消失させることが最も重要である。パニック発作を繰り返し経験することが患者の予後に対して最もネガティブな要因となるので，発作が生じてから服薬するのではなく，普段から服薬を習慣づけ，発作を予防することに重点を置く。薬剤選択ではSSRIが第一選択と考えられており，国内ではパキシルとジェイゾロフトが保険適用である。また，抗不安薬が補助的に使用される。過鎮静，筋弛緩作用などの副作用や過量服薬に注意するとともに，長期使用者には依存や離脱が生じる場合もあり，短期間での処方にすることが望ましい。

処方例

パキシル（10 mg）1～4錠　分1
ジェイゾロフト（25 mg）1～4錠　分1
　補助的にメイラックス（2 mg）1錠　分1
　またはソラナックス（0.4 mg）3～6錠　分3
ワイパックス（0.5 mg）1錠　発作時頓用

心理療法

曝露法，認知行動療法など。

3 全般不安症/全般性不安障害

generalized anxiety disorder：GAD

診断基準・DSM-5

A　（仕事や学業などの）多数の出来事または活動についての過剰な不安と心配（予期憂慮）が，起こる日のほうが起こらない日より多い状態が，少なくとも6カ月間にわたる。

B　その人は，その心配を抑制することが難しいと感じている。
C　その不安および心配は，以下の6つの症状のうち3つ（またはそれ以上）を伴っている（過去6カ月間，少なくとも数個の症状が，起こる日のほうが起こらない日より多い）。
注：子どもの場合は1項目だけが必要
(1) 落ち着きのなさ，緊張感，または神経の高ぶり
(2) 疲労しやすいこと
(3) 集中困難，または心が空白になること
(4) 易怒性
(5) 筋肉の緊張
(6) 睡眠障害（入眠または睡眠維持の困難，または，落ち着かず熟眠感のない睡眠）
D　その不安，心配，または身体症状が，臨床的に意味のある苦痛，または社会的，職業的，または他の重要な領域における機能の障害を引き起こしている。
E　その障害は，物質（例：乱用薬物，医薬品）または他の医学的疾患（例：甲状腺機能亢進症）の生理学的作用によるものではない。
F　その障害は他の精神疾患ではうまく説明されない（例：社交不安症，分離不安症，心的外傷後ストレス障害，神経性やせ症，醜形恐怖症，病気不安症，または統合失調症または妄想性障害に関する不安または心配によるものではない）。

（日本精神神経学会 日本語版用語監修，髙橋三郎・大野裕監訳：DSM-5 精神疾患の診断・統計マニュアル，pp.220-221，一部改変，医学書院，2014）

病態

全般性不安障害は，特定の主題に限定されない，多数の日常的出来事に対する過剰な不安を特徴とする。患者は，ほとんど毎日，日常生活に支障を来すほどの強い不安に悩まされる。この不安は，患者にとって制御困難であり，苦痛を感じるほどである。このため，睡眠障害や双極性障害，抑うつ障害群，他の不安障害群との合併も

多い。全般性不安障害は思春期から青年期にすでに生じていることが多い。

鑑別診断

パニック症，強迫症，心的外傷後ストレス障害などの他の不安症との鑑別を要する。また，全般不安症は，抑うつ障害群や精神病性障害に広く随伴する特徴であるが，この不安がこれらの障害の経過中のみに生じている場合には，全般不安症とは診断しない。

治療

薬物療法

わが国では，GADという病名での保険適用薬剤はないが，他の不安障害と同様，SSRI，抗不安薬が用いられる。

処方例

セディール（10 mg）3〜6錠　分3
ジェイゾロフト（25 mg）1〜4錠　分1
レクサプロ（10 mg）1〜2錠　分1

心理療法

カウンセリング，認知行動療法などが用いられる。

point

不安障害群

不安を取り除こうとして逆暗示にかかり，かえって不安をコントロールできないことが多い。不安を受け入れる，自分を客観的にみるなど，不安との距離の取り方が重要である。

お勧めの図書

『精神科臨床エキスパート 不安障害診療のすべて』塩入俊樹，松永孝人編，医学書院，東京，2013

1 強迫症/強迫性障害

obsessive-compulsive disorder

診断基準・DSM-5

A 強迫観念，強迫行為，またはその両方の存在

強迫観念は以下の（1）と（2）によって定義される。

（1）繰り返される持続的な思考，衝動，またはイメージで，それは障害中の一時期には侵入的で不適切なものとして体験されており，たいていの人においてそれは強い不安や苦痛の原因となる。

（2）その人はその思考，衝動，またはイメージを無視したり抑え込もうとしたり，または何か他の思考や行動（例：強迫行為を行うなど）によって中和しようと試みる。

強迫行為は以下の（1）と（2）によって定義される。

（1）繰り返しの行動（例：手を洗う，順番に並べる，確認する）または心の中の行為（例：祈る，数える，声を出さずに言葉を繰り返す）であり，その人は強迫観念に対応して，または厳密に適用しなくてはいけないある決まりに従ってそれらの行為を行うよう駆り立てられているように感じている。

（2）その行動または心の中の行為は，不安または苦痛を避けるかまたは緩和すること，または何か恐ろしい出来事や状況を避けることを目的としている。しかし，その行動または心の中の行為は，それによって中和したり予防したりしようとしていることとは現実的な意味でつながりをもたず，または明らかに過剰である。

注：幼い子どもはこれらの行動や心の中の行為の目的をはっきり述べることができないかもしれない。

B 強迫観念または強迫行為は時間を浪費させる（1日1時間以上かける），または臨床的に意味のある苦痛，または社会的，職業的，または他の重要な領域における機能の障害を引き起こしている。

C　その障害は，物質（例：乱用薬物，医薬品）または他の医学的疾患の直接的な生理学的作用によるものではない。

D　その障害は他の精神疾患の症状ではうまく説明できない（例：全般不安症における過剰な心配，醜形恐怖症における容貌へのこだわり，ためこみ症における所有物を捨てたり手放したりすることの困難さ，抜毛症における抜毛，皮膚むしり症における皮膚むしり，常同運動症における常同症，摂食障害における習慣的な食行動，物質関連障害および嗜癖性障害群における物質やギャンブルへの没頭，病気不安症における疾病をもつことへのこだわり，パラフィリア障害群における性的衝動や性的空想，秩序破壊的・衝動制御・素行症群における衝動，うつ病における罪悪感の反芻，統合失調症スペクトラム障害および他の精神病性障害群における思考吹入や妄想的なこだわり，自閉スペクトラム症における反復的な行動様式）。

▶該当すれば特定せよ

病識が十分または概ね十分：その人は強迫症の信念がまったく，またはおそらく正しくない，あるいは正しいかもしれないし，正しくないかもしれないと認識している。

病識が不十分：その人は強迫症の信念がおそらく正しいと思っている。

病識が欠如した・妄想的な信念を伴う：その人は強迫症の信念は正しいと完全に確信している。

▶該当すれば特定せよ

チック関連：その人はチック症の現在症ないし既往歴がある。

（日本精神神経学会 日本語版用語監修，高橋三郎・大野裕監訳：DSM-5 精神疾患の診断・統計マニュアル，p.235，医学書院，2014）

7 強迫症および関連症群／強迫性障害および関連障害群

病態

- 強迫観念は，「自分でもそのような考えは不適切である」ことを理解していながら（自我違和的），侵入的に繰り返し想起される思考や衝動である。例えば，自分の手が汚染されているのではないかとか，自分とすれ違った人が自分のせいで怪我をしたのではないかといった,「そんなはずはない」と頭では理解しながらも，その考えが頭から離れないというものである。通常，患者はこれについて，自分の心の産物であることを理解し，不合理性を自覚していることが多い（自我異質性)。

- 強迫行為は，不安や苦痛を軽減するための反復行動である。例えば，手を洗う，確認する，数を数える，などである。強迫観念と関連することが多く,「自分の手は汚染されている」という強迫観念を持つ人は頻回に，あるいは長時間手を洗い続けることにより，不安を軽減しようとする。
- 強迫行為による日常生活の障害は，確認のために次の行動がとれない，外出が困難になる，対人関係の維持が困難になるなど広範囲にわたる。この結果，抑うつ症状が併存することも多い。

鑑別診断

他の精神障害と関連したもののみに対するとらわれである場合は除外する（診断基準 D)。また，強迫観念が重症化すると，強迫観念が妄想化して自我親和的になる場合があるため，統合失調症との鑑別を要する。

治療

薬物療法

現在，強迫性障害治療の第一選択薬としてはパキシル，ルボックスなどのSSRIが挙げられる。抗不安薬が補助的に使用される。三環系抗うつ薬であるアナフラニールの効果はSSRIと同等であるが，副作用の問題から最近では使用頻度が減少している。

心理療法

処方例

ルボックス（25 mg）2～12 錠　分 2
　またはパキシル（10 mg）1～4 錠　分 1
アナフラニール（25 mg）2～6 錠　分 3

認知行動療法，森田療法のほか，催眠療法などが用いられる。

📖 お勧めの図書

『強迫性障害の認知行動療法』ディヴィッド・A・クラーク著（原田誠一，浅田仁子監訳），金剛出版，東京，2019

1 心的外傷後ストレス障害

posttraumatic stress disorder：PTSD

診断基準・DSM-5

A 実際にまたは危うく死ぬ，重傷を負う，性的暴力を受ける出来事への，以下のいずれか1つ（またはそれ以上）の形による曝露：
- （1）心的外傷的出来事を直接体験する。
- （2）他人に起こった出来事を直に目撃する。
- （3）近親者または親しい友人に起こった心的外傷的出来事を耳にする。家族または友人が実際に死んだ出来事または危うく死にそうになった出来事の場合，それは暴力的なものまたは偶発的なものでなくてはならない。
- （4）心的外傷的出来事の強い不快感をいだく細部に，繰り返しまたは極端に曝露される体験をする。

B 心的外傷的出来事の後に始まる，その心的外傷的出来事に関連した，以下のいずれか1つ（またはそれ以上）の侵入症状の存在：
- （1）心的外傷的出来事の反復的，不随意的，および侵入的で苦痛な記憶
- （2）夢の内容と感情またはそのいずれかが心的外傷的出来事に関連している，反復的で苦痛な夢
- （3）心的外傷的出来事が再び起こっているように感じる，またはそのように行動する解離症状（このような反応は1つの連続体として生じ，非常に極端な場合は現実の状況への認識を完全に喪失するという形で現れる）
- （4）心的外傷的出来事の側面を象徴するまたはそれに類似する，内的または外的なきっかけに曝露された際の強烈なまたは遷延する心理的苦痛
- （5）心的外傷的出来事の側面を象徴するまたはそれに類似する，内的または外的なきっかけに対する顕著な生理学的反応

C　心的外傷的出来事に関連する刺激の持続的回避。心的外傷的出来事の後に始まり，以下のいずれか 1 つまたは両方で示される。

(1) 心的外傷的出来事についての，または密接に関連する苦痛な記憶，思考，または感情の回避，または回避しようとする努力

(2) 心的外傷的出来事についての，または密接に関連する苦痛な記憶，思考，または感情を呼び起こすことに結びつくもの（人，場所，会話，行動，物，状況）の回避，または回避しようとする努力

D　心的外傷的出来事に関連した認知と気分の陰性の変化。心的外傷的出来事の後に発現または悪化し，以下のいずれか 2 つ（またはそれ以上）で示される。

(1) 心的外傷的出来事の重要な側面の想起不能（通常は解離性健忘によるものであり，頭部外傷やアルコール，または薬物など他の要因によるものではない）

(2) 自分自身や他者，世界に対する持続的で過剰に否定的な信念や予想

(3) 自分自身や他者への非難につながる，心的外傷的出来事の原因や結果についての持続的でゆがんだ認識

(4) 持続的な陰性の感情状態（例：恐怖，戦慄，怒り，罪悪感，または恥）

(5) 重要な活動への関心または参加の著しい減退

(6) 他者から孤立している，または疎遠になっている感覚

(7) 陽性の情動を体験することが持続的にできないこと（例：幸福や満足，愛情を感じることができないこと）

E　心的外傷的出来事と関連した，覚醒度と反応性の著しい変化。心的外傷的出来事の後に発現または悪化し，以下のいずれか 2 つ（またはそれ以上）で示される。

(1) 人や物に対する言語的または身体的な攻撃性で通常示される，（ほとんど挑発なしでの）いらだたしさと激しい怒り

(2) 無謀なまたは自己破壊的な行動

(3) 過度の警戒心

(4) 過剰な驚愕反応

(5) 集中困難

(6) 睡眠障害（例：入眠や睡眠維持の困難，または浅い眠り）

F 障害（基準B，C，DおよびE）の持続が1カ月以上

G その障害は，臨床的に意味のある苦痛，または社会的，職業的，または他の重要な領域における機能の障害を引き起こしている。

H その障害は，物質（例：医薬品またはアルコール）または他の医学的疾患の生理学的作用によるものではない。

（日本精神神経学会 日本語版用語監修，高橋三郎・大野裕監訳：DSM-5精神疾患の診断・統計マニュアル，pp.269-270，一部割愛，医学書院，2014）

病態

- 心的外傷体験以降の再体験，回避，過覚醒の各症状の遷延がPTSDの臨床症状の柱である。これらの症状の持続期間が1ヵ月に満たない場合，診断は急性ストレス障害であるが，1ヵ月を超えた時点でPTSDと診断される。また，これらの臨床症状は心的外傷体験から通常3ヵ月以内に発症することが多いとされるが，ときには数ヵ月以上，まれには数年を経て出現することもあるとされる。
- 幼少期より長期にわたって虐待を受けていたPTSD症例などでは，しばしば顕著な解離症状を認めることがある。また，性的暴行を受けた女性被害者などの場合，事件そのものの影響だけでなく，二次被害が発生し，症状が悪化したり，修飾を受けたりすることがあるため，十分な注意が必要である。

治療

支持的な援助

トラウマ体験を共感的に丁寧に聴くことが患者の安心につながるほか，信頼関係の構築に重要である。患者から強引に聞き出そうとせず，自分自身のペースで話し，二次被害を与えないようにする。

薬物療法

現在，PTSDに対する特効薬はなく，ある程度の効果が認められ

ている抗うつ薬投与が基本となる。抗不安薬も追加することがあるが，抗不安薬単独投与が PTSD に有効であったとする証拠はない。

処方例

パキシル（10 mg）1～4 錠　分 1
　またはジェイゾロフト（25 mg）1～4 錠　分 1
ワイパックス（0.5 mg）1 錠　不安時頓用
神田橋処方として有名な処方が著効を示すことがある。
ツムラ桂枝加芍薬湯⑥⓪　3 包
ツムラ四物湯⑦①　3 包　分 3

心理療法

長期間曝露療法，認知処理療法，EMDR（眼球運動による脱感作療法）など。

2　適応障害
adjustment disorders

診断基準・DSM-5

A　はっきりと確認できるストレス因に反応して，そのストレス因の始まりから 3 カ月以内に情緒面または行動面の症状が出現

B　これらの症状や行動は臨床的に意味のあるもので，それは以下のうち 1 つまたは両方の証拠がある。
　（1）症状の重症度や表現型に影響を与えうる外的文脈や文化的要因を考慮に入れても，そのストレス因に不釣り合いな程度や強度をもつ著しい苦痛
　（2）社会的，職業的または他の重要な領域における機能の重大な障害

C　そのストレス関連性障害は他の精神疾患の基準を満たしていないし，すでに存在している精神疾患の単なる悪化でも

ない。
D　その症状は正常の死別反応を示すものではない。
E　そのストレス因，またはその結果がひとたび終結すると，症状がその後さらに6カ月以上持続することはない。
（日本精神神経学会 日本語版用語監修，高橋三郎・大野裕監訳：DSM-5 精神疾患の診断・統計マニュアル，pp.284-285，医学書院，2014）

病態

適応障害の基本的特徴は，はっきりと同定されるストレス因子に対する心理的反応で，その結果，臨床的に著しい情緒的または行動的症状が出現することである。ストレス因子は，単一の出来事（例：恋愛関係の終結）であることもあるし，複数のストレス因子（例：仕事上の著しい困難と結婚問題）であることもある。ストレス因子は，反復することも（例：季節的な仕事上の危機に伴うもの），持続することもある（例：犯罪のはびこる場所に住むこと）。ストレス因子は，単一の個人にも，家族全体や，もっと大きな集団や共同体に影響を与えることもある（例：自然災害）。ストレス因子のなかには，発達上の特定の出来事に伴うものもある（例：入学，実家を離れること，結婚，親になること，職業上の目標を達成できないこと，引退）。

適応障害はどの年齢層にも起こり得る。恵まれない生活環境にいる人はストレス因に遭遇する頻度が高いため，罹患する危険性も増える。また，ストレス因に対する反応が予測される以上のものであるかを判断する際は，その人の文化的背景を考慮に入れるべきである。

鑑別診断

適応障害は，はっきりと確認できるストレス因子への反応であり，他の特定の精神疾患の基準を満たさない状態を記述するために用いられる。ただし，ある人がストレス因子に反応してうつ病の基準を満たす症状を呈している場合には，適応障害の診断は適用できない。

適応障害，心的外傷後ストレス障害および急性ストレス障害はどれもストレス因子を必要とする。心的外傷後ストレス障害と急性ストレス障害は極度のストレス因子と症状プロフィールによって特徴づけられる。これに対して，適応障害はいかなる程度のストレス因子でもきっかけとなり得るし，起こり得る症状にも広範囲のものが含まれる。

パーソナリティ障害群については，ある種のパーソナリティの特徴が適応障害と類似することもある。したがって，パーソナリティ障害を有する場合には，症状が適応障害の基準を満たし，かつパーソナリティ障害による不適応症状を上回る場合に診断される。

治療

ストレスやそれを持続させている要因を最小限とし，本人の適切な対処行動や家族や周囲からのサポートが最大限に発揮されるように工夫する。医師や心理師（士）による支持的面接を契機にストレス因に対して本人がどのように受け止めていくかを考えアプローチしていく認知行動療法も有効である。

対症的な薬物療法も有効である。不眠，不安，緊張などの存在は，本人の潜在的な適応能力を減弱させて悪循環的な症状を持続させる。睡眠導入剤や抗不安薬の適切な使用により，悪循環から脱却しやすくなる。またエビデンスレベルは低いが，抑うつ気分を伴う適応障害ではSSRIによって不安や抑うつ気分が改善することがある。

処方例

【抑うつ気分や不安の強い場合】
ワイパックス（0.5 mg）2錠　分2
パキシルCR（12.5 mg）1～4錠　分1
【素行障害が主体の場合】
ワイパックス（0.5 mg）3錠　分3
リスパダール（1 mg）2錠　分2
※不眠が伴う場合，程度に合わせてマイスリー（10 mg）1錠，ルネスタ　1～3 mg，サイレース（2 mg）0.5～1錠等の投与を考慮する。

point

適応障害

誰でもストレスが大きい状態になると適応が困難になることが多い。ストレスが大きい状態が継続しているので，ストレスを軽減するように環境調整を行うことが大切である。

お勧めの図書

『犯罪被害者のメンタルヘルス』小西聖子編著，誠信書房，東京，2008

『PTSDの薬物療法ガイドライン：プライマリケア医のために』一般社団法人日本トラウマティック・ストレス学会，2013，http://www.jstss.org/topics/573.php

1 変換症/転換性障害（機能性神経症状症），解離症群/解離性障害群

conversion disorder (functional neurological symptom disorder), dissociative disorder

診断基準・DSM-5

<変換症/転換性障害>

●変換症/転換性障害（機能性神経症状症）

A 1つまたはそれ以上の随意運動，または感覚機能の変化の症状

B その症状と，認められる神経疾患または医学的疾患とが適合しないことを裏づける臨床的所見がある。

C その症状または欠損は，他の医学的疾患や精神疾患ではうまく説明されない。

D その症状または欠損は，臨床的に意味のある苦痛，または社会的，職業的，または他の重要な領域における機能の障害を引き起こしている，または医学的な評価が必要である。

（日本精神神経学会 日本語版用語監修，髙橋三郎・大野裕監訳：DSM-5 精神疾患の診断・統計マニュアル，p.314，医学書院，2014）

<解離症群/解離性障害群>

●解離性同一症/解離性同一性障害

A 2つまたはそれ以上の，他とはっきりと区別されるパーソナリティ状態によって特徴づけられた同一性の破綻で，文化によっては憑依体験と記述されうる。同一性の破綻とは，自己感覚や意志作用感の明らかな不連続を意味し，感情，行動，意識，記憶，知覚，認知，および/または感覚運動機能の変容を伴う。これらの徴候や症状は他の人により観察される場合もあれば，本人から報告される場合もある。

B 日々の出来事，重要な個人的情報，および/または心的外傷的な出来事の想起についての空白の繰り返しであり，それ

らは通常の物忘れでは説明がつかない。

C　その症状は，臨床的に意味のある苦痛，または社会的，職業的，または他の重要な領域における機能の障害を引き起こしている。

D　その障害は，広く受け入れられた文化的または宗教的な慣習の正常な部分とはいえない。

注：子供の場合，その症状は想像上の遊び友達または他の空想的遊びとしてうまく説明されるものではない。

E　その症状は物質（例：アルコール中毒時のブラックアウトまたは混乱した行動）や他の医学的疾患（例：複雑部分発作）の生理学的作用によるものではない。

（日本精神神経学会 日本語版用語監修，髙橋三郎・大野裕監訳：DSM-5 精神疾患の診断・統計マニュアル，p.290，医学書院，2014）

●解離性健忘

A　重要な自伝的情報で，通常，心的外傷的またはストレスの強い性質をもつものの想起が不可能であり，通常の物忘れでは説明ができない。

注：解離性健忘のほとんどが，特定の 1 つまたは複数の出来事についての限局的または選択的健忘，または同一性および生活史についての全般性健忘である。

B　その症状は，臨床的に意味のある苦痛，または社会的，職業的，または他の重要な領域における機能の障害を引き起こしている。

C　その障害は，物質（例：アルコールまたは他の乱用薬物，医薬品），または神経疾患または他の医学的疾患（例：複雑部分発作，一過性全健忘，閉鎖性頭部外傷・外傷性脳損傷の後遺症，他の神経疾患）の生理学的作用によるものではない。

D　その障害は，解離性同一症，心的外傷後ストレス障害，急性ストレス障害，身体症状症，または認知症または軽度認知障害によってうまく説明できない。

（日本精神神経学会 日本語版用語監修，髙橋三郎・大野裕監訳：DSM-5 精神疾患の診断・統計マニュアル，p.296，医学書院，2014）

●離人感・現実感消失症/離人感・現実感消失障害

A　離人感，現実感消失，またはその両方の持続的または反復的な体験が存在する。

（1）離人感：自らの考え，感情，感覚，身体，または行為について，非現実，離脱，または外部の傍観者であると感じる体験（例：知覚の変化，時間感覚のゆがみ，非現実的なまたは存在しない自分，情動的および/または身体的な麻痺）

（2）現実感消失：周囲に対して，非現実または離脱の体験（例：人または物が非現実的で，夢のような，霧がかかった，生命をもたない，または視覚的にゆがんでいる，と体験される）

B　離人感または現実感消失の体験の間，現実検討は正常に保たれている。

C　その症状は，臨床的に意味のある苦痛，または社会的，職業的，または他の重要な領域における機能の障害を引き起こしている。

D　その障害は，物質（例：乱用薬物，医薬品）または他の医学的疾患（例：てんかん発作）の生理学的作用によるものではない。

E　その障害は，統合失調症，パニック症，うつ病，急性ストレス障害，心的外傷後ストレス障害，または他の解離症のような，他の精神疾患ではうまく説明できない。

（日本精神神経学会 日本語版用語監修，髙橋三郎・大野裕監訳：DSM-5 精神疾患の診断・統計マニュアル，p.300，医学書院，2014）

病態

転換性障害は，葛藤やその他の心理的な問題が身体領域の症状に置き換えられ機制が働き，失立，失歩，失声などの運動障害や，感覚脱失，視力障害，聴力障害などの感覚障害を呈する。麻痺や感覚異常に無関心だったり，容易に受容したりすることがみられるが，このうわべの不自然な態度は「満ち足りた無関心」と呼ばれる。

解離性障害の基本的特徴は，内的葛藤や心理的問題が誘引となる。通常は統合されている意識，記憶，同一性，または知覚についての機能の破綻である。障害は突然に生じることも，徐々に生じることもある。また，一過性のことも慢性のこともある。

ともにヒステリーと呼ばれてきた病態で，解離性障害と転換性障害が併存することも多い。一般的に，精神症状として出現する場合は解離性障害，身体症状として出現する場合は転換性障害と考えてよい。

治療

症状の軽減を目指す

治療スタッフは最大限の情動的サポートと関心を与えて患者の不安・葛藤を軽減するように努める。急激に不安が高まったときなどにはレキソタンのような抗不安薬が有用なことがある。しかし根本的な治療とはならず，不安，緊張をまず薬で緩和して，落ち着いて話せるようになってきたところで，速やかに精神療法へと導くことが大切である。

処方例

レキソタン（2 mg）3~6 錠　分 3

環境調節

環境のなかに症状増悪のストレス要因があれば，環境調節により解決する。

精神療法

内的葛藤が外的な症状として現れるものとして解釈されてきたが，近年では心因を必ずしも必要としないとも考えられている。心理的葛藤として，プライベートな愛情生活での葛藤や幼少期の虐待による心的外傷などが挙げられる。治療者の支持的援助のもと，本人のペースでこれらの葛藤や心的外傷に直面化し，言語化することを促す。または，症状にとらわれずに，充実した生活を目指そうとする積極的態度を本人から引き出すことに努める。

point

転換性障害，解離性障害

症状は多分に演技的に見えるが，決して悪意のある詐病ではない。患者がなぜそのような病状を呈しているのかを理解するのが治療の始まりである。

お勧めの図書

『変換症［転換性障害］（機能性神経症状症）』西村良二，臨床精神医学 45（増）：297-299，2016

『専門医のための精神科臨床リュミエール 20　解離性障害』岡野憲一郎編，中山書店，東京，2009

1　身体症状症，病気不安症

somatic symptom disorder, illness anxiety disorder

診断基準・DSM-5

●身体症状症

A　1つまたはそれ以上の，苦痛を伴う，または日常生活に意味のある混乱を引き起こす身体症状

B　身体症状，またはそれに伴う健康への懸念に関連した過度な思考，感情，または行動で，以下のうち少なくとも1つによって顕在化する。

（1）自分の症状の深刻さについての不釣り合いかつ持続する思考

（2）健康または症状についての持続する強い不安

（3）これらの症状または健康への懸念に費やされる過度の時間と労力

C　身体症状はどれひとつとして持続的に存在していないかもしれないが，症状のある状態は持続している（典型的には6カ月以上）。

▶該当すれば特定せよ

疼痛が主症状のもの（従来の疼痛性障害）：この特定用語は身体症状が主に痛みである人についてである。

（日本精神神経学会 日本語版用語監修，髙橋三郎・大野裕監訳：DSM-5精神疾患の診断・統計マニュアル，p.307，医学書院，2014）

●病気不安症

A　重い病気である，または病気にかかりつつあるというとらわれ

B　身体症状は存在しない，または存在してもごく軽度である。他の医学的疾患が存在する，または発症する危険が高い場合（例：濃厚な家族歴がある）は，とらわれは明らかに過度であるか不釣り合いなものである。

C　健康に対する強い不安が存在し，かつ健康状態について容易に恐怖を感じる。

D　その人は過度の健康関連行動を行う（例：病気の徴候が出ていないか繰り返し体を調べ上げる），または不適切な回避を示す（例：受診予約や病院を避ける）。

E　病気についてのとらわれは少なくとも6カ月は存在するが，恐怖している特定の病気は，その間変化するかもしれない。

F　その病気に関連したとらわれは，身体症状症，パニック症，全般不安症，醜形恐怖症，強迫症，または「妄想性障害，身体型」などの他の精神疾患ではうまく説明できない。

（日本精神神経学会 日本語版用語監修，髙橋三郎・大野裕監訳：DSM-5 精神疾患の診断・統計マニュアル，p.311，医学書院，2014）

上記の障害を診断する際には，患者の訴えに基づき検査などを行い，まずは一般身体疾患の有無について確認することが必要である。

病態

DSM-5 では，身体症状症，病気不安症に再編成，再概念化された。身体症状症は，1つまたはそれ以上の身体症状があり，身体症状に対して医学的な説明ができないことより，苦痛を伴う身体症状に加えて，そうした症状に対する反応としての異常な思考，感情，および行動に基づいた診断が強調されている。病気不安症は，診断の確定しない重い病気にかかっているというとらわれを引き起こし，身体症状は存在しないか，あっても軽度のものをいう。診断を下せる医学的疾患が存在している場合は，その人の不安やとらわれは明らかに過度で不釣り合いである。適切な医学的評価や保証があるにもかかわらず，その症状は持続するものである。

鑑別診断

多くの精神疾患が鑑別診断として考えられ，実際のところ抑うつ障害群，全般不安症，統合失調症は最初の主症状が身体疾患であることはしばしば経験される。しかし，これらすべての障害において，最終的には，抑うつや不安，あるいは精神病の症状が身体的愁訴を上回る。抑うつ障害群の場合，身体的愁訴は，抑うつ気分のエピソードの時期に限られる点で鑑別され，全般不安症の場合は，不安や心配の対象が身体的愁訴にのみ限局していないという点で鑑別される。パニック症も複数の身体症状が存在するが，パニック発作の間欠期には身体症状は起こらないことで鑑別される。

治療

安定した治療関係の確立と維持

患者の訴える症状をまず認め，苦痛を理解しようとする姿勢を示すなど受容的態度で接する。

精神療法

- 患者は実際に上記に示した症状をかかえ，苦痛を伴っている。まず本当に身体的疾患が隠れていないかどうか，他科と連携し，必要な検査を施行することが大切である。これらを行うことにより，医療ミスを未然に防ぐことができる。
- 症状を裏付ける身体所見がなくても，それを否定することで症状が増悪することがあるため，まずは患者の症状に対する苦痛を受容すると同時に，これは医学的疾患であること，これはストレスに関連し得ることなどをわかりやすく説明し，時間をかけて改善を目指すことを保証することで患者に一貫した安心感を与える。
- ただし，関係していると思われるストレスを患者に直面化させることは避けた方がよい。
- その後，徐々に症状への対応や耐性を患者に促していく。患者の訴える症状をすべて除去させるのは，臨床では困難であることが多い。

薬物療法

身体症状症に対して，特定薬剤の有効性は確立されていないが，疼痛が主症状のものでは，線維筋痛症および慢性疼痛を適応症として海外で承認されているSNRIであるサインバルタなどが有用であることがある。また，身体症状症は，他の精神障害が併存していることがあり，それに対する薬物療法が，疾患の症状緩和に有用なことがある。対症療法的な薬物療法は最小限にするよう心がける。

●以下のいずれかを用いる。

処方例

サインバルタ（20 mg）1〜2C　分1
トレドミン（25 mg）2〜4錠　分2〜3
パキシル（10 mg）1〜4錠　分1

お勧めの図書

『臨床精神医学講座 6巻；身体表現性障害・心身症』松下正明編，中山書店，東京，1999

1　神経性やせ症/神経性無食欲症，神経性過食症/神経性大食症

anorexia nervosa, bulimia nervosa

診断基準・DSM-5

●神経性やせ症/神経性無食欲症

A　必要量と比べてカロリー摂取を制限し，年齢，性別，成長曲線，身体的健康状態に対する有意に低い体重に至る。有意に低い体重とは，正常の下限を下回る体重で，子どもまたは青年の場合は，期待されている最低体重を下回ると定義される。

B　有意に低い体重であるにもかかわらず，体重増加または肥満になることに対する強い恐怖，または体重増加を妨げる持続した行動がある。

C　自分の体重または体型の体験の仕方における障害，自己評価に対する体重や体型の不相応な影響，または現在の低体重の深刻さに対する認識の持続的欠如

▶重症度

軽　度：BMI≧17 kg/m^2

中等度：BMI 16～16.99 kg/m^2

重　度：BMI 15～15.99 kg/m^2

最重度：BMI＜15 kg/m^2

（日本精神神経学会 日本語版用語監修，髙橋三郎・大野裕監訳：DSM-5 精神疾患の診断・統計マニュアル，pp.332-333，医学書院，2014）

●神経性過食症/神経性大食症

A　反復する過食エピソード。過食エピソードは以下の両方によって特徴づけられる。

（1）他とはっきり区別される時間内に（例：任意の 2 時間の間に），ほとんどの人が同じような状況同様の時間内に食べる量よりも明らかに多い食物を食べる。

（2）そのエピソードの間は，食べることを抑制できないという感覚（例：食べるのをやめることができない，ま

たは，食物の種類や量を制御できないという感覚）。

B　体重の増加を防ぐための反復する不適切な代償行動。例えば，自己誘発性嘔吐；緩下剤，利尿薬，その他の医薬品の乱用；絶食；過剰な運動など

C　過食と不適切な代償行動がともに平均して3カ月にわたって少なくとも週1回起こっている。

D　自己評価が体型および体重の影響を過度に受けている。

E　その障害は，神経性やせ症のエピソードの期間にのみ起こるものではない。

（日本精神神経学会 日本語版用語監修，髙橋三郎・大野裕監訳：DSM-5 精神疾患の診断・統計マニュアル，pp.338-339，医学書院，2014）

病態

神経性無食欲症にしても神経性大食症にしても，やせ願望，すなわち誤った身体像（ボディイメージ）を基盤にしている。

身体症状および臨床検査所見

身体症状の大部分はるいそうによる症状と嘔吐や下剤，利尿薬の誤用による症状である。特に低カリウム血症は突然死の原因ともなるので要注意である。

- 歯…エナメル質と象牙質が喪失し，う歯が生じやすい。
- 皮膚…乾燥，色素沈着，カロチン血症，吐きダコ
- 毛…産毛の密生，頭髪の脱毛
- 尿…ケトン体の出現
- 血液…貧血，白血球減少（見かけ上の正常値に注意）
- 電解質…低カリウム血症，低Cl血症（致死的不整脈）
- 消化器…味覚障害（血漿亜鉛の減少），唾液腺腫脹，麻痺性イレウス
- 肝臓…AST（GOT），ALT（GPT）の上昇
- 膵臓…血清アミラーゼの高値
- 腎臓…足の腫脹，浮腫，BUNの上昇
- 脂質代謝異常…コレステロールの高値
- 循環器系…心電図異常（ST-T，QT，T波異常）

- 骨・筋肉系…骨粗鬆症による骨折，筋萎縮
- 中枢神経系…睡眠障害，脳萎縮像，脳波異常
- 内分泌系…視床下部–下垂体–性腺系，副腎系，甲状腺系の異常

精神症状

- 肥満恐怖，肥満嫌悪：やせ願望が強く，少しの体重増加でも肥満するのではないかと恐れる。
- 身体像（ボディイメージ）の障害：やせていても他者が認めるほど自分ではやせていると思っていない。
- 病識不全：自らやせを希望しているため，やせている病態を病気と認識していない。そして種々の合併症を生じて体力の低下が意識されると病感を有するようになるが，真の病識は形成されていない。
- 抑うつ症状：抑うつ気分，いらいら，自己嫌悪，無気力，引きこもり，不眠などが生じる。
- 強迫症状：食物やカロリーなどへの強いとらわれや自分の体重をコントロールしようとするコントロール強迫だけでなく，確認癖や手洗強迫なども出現する。

行動異常

- 活動性の亢進：過度の運動
- 料理への強い関心：他人に食事を強制
- 問題行動：万引き，虚言，自傷行為，自殺企図，性的逸脱行動，アルコール依存，薬物依存

精神病理

- 両親との強い葛藤心理
  - ・幼児期より常に親の顔色を窺ってきた子
  - ・親に関心を持ってもらえなかった子
  - ・成熟拒否
  - ・女性性の拒否
  - ・回復恐怖（回復することで親の関心が薄れ，一人前とみなされてしまうことに対する恐怖）
- all or nothing
- 見捨てられ不安
- 他罰傾向

家族病理

以下のような家族病理を有している家族もみられる。

- 絡み合い：家族の交流が極端に緊密で過剰なまでの一体感がある。プライバシーが欠如している。
- 過保護：家族が養育や保護に過剰な関心を示し，子供の自立性の発達を妨げる。
- 硬直性：状況の変化に応じず，現状維持に固執する。
- 葛藤回避：意見の対立を避け，家族のなかに問題が存在することを否定する。

Comorbidity（併存障害）

- 双極性障害
- 抑うつ障害群：うつ病，持続性抑うつ障害
- 不安障害群：社交不安障害，パニック障害，全般性不安障害
- 強迫性障害
- パーソナリティ障害：境界性パーソナリティ障害，演技性パーソナリティ障害，強迫性パーソナリティ障害，回避性パーソナリティ障害
- 物質関連障害

鑑別診断

神経性無食欲症

- 一般身体疾患：胃腸疾患，がん，脳腫瘍，AIDSなどで体重減少が起きるが，これらの場合は歪んだ身体像はみられない。
- 上腸間膜動脈症候群：間欠的な胃幽門閉塞による食後の嘔吐が特徴である。
- 大うつ病性障害：体重増加への病的な恐怖や身体像の障害はない。
- 統合失調症：奇妙な食行動を呈して体重減少を来すことがあるが，身体像の障害はない。

神経性大食症

- Kleine-Levin症候群：思春期に好発する過眠と過食を伴う疾患である。エピソード的に症状が出現する。
- 中枢神経系の腫瘍
- 大うつ病性障害

治療

小精神療法

- 治療的合意と目標を作る。

- 身体的診察をする。触れられることによって患者自身がやせていることを自覚する。
- 急激な身体回復を求めず，摂食の強制をせず，焦らない。
- 家族（親）の苦労，心配を汲み取り支える。親の欠点をすぐに指摘しない。
- 症状の持つ意味を家族とともに考える。
- 長期にわたって控えめであまり侵入的にならず，根気よく芯のしっかりした応援の姿勢をとる。

身体的治療（入院治療）

- BMI 12 未満，低体温，電解質異常，高度の浮腫・脱水，徐脈，低血圧のうちいずれかがあれば緊急入院すべきである。外来治療時に前もって入院の条件を説明しておくのがよい。
- 入院時に治療目標を設定し，食事摂取ができない場合，経鼻栄養へ移行する旨を，本人と家族に伝える。
- 再栄養症候群（refeeding syndrome）に注意する。これは低栄養状態にある患者が急激に栄養補給される際に生じる代謝合併症である。低リン血症による不整脈や突然死，心不全，肝機能障害，横紋筋融解，けいれん，昏睡などが生じる。
- 栄養療法は 600 kcal/日（もしくは 15 kcal/kg/日）を開始の目安にする。維持輸液にはリン酸を含んだ輸液（ソリタ-T2 号®，KN2 号® など）を用いる。
- 必要に応じて，内科や小児科，口腔外科，リハビリテーション部門と連携して治療する。

行動療法（入院治療）

入院によって，異常な摂食行動を維持・強化している因子を患者から遮断し，正常な摂食行動を再形成する。体重が増加することで生活上の行動範囲を拡大できるという行動制限療法（例：BMI ○に達すれば，院内散歩を許可するなど）を，身体的な初期治療の後に導入することが多い。

認知行動療法

体型や体重に関する過剰な関心や歪んだ思考，価値観の修正を行う。新たな認知の仕方や自己制御法を学ぶ。行動異常の治療に対して強い動機づけがある患者に有効。

薬物療法

必要に応じて，ビタミン製剤やリン酸製剤を投与する。向精神薬については明らかに有効な薬剤はなく，対症的・補助的な治療法であり，保険適用はない。

●神経性無食欲症

処方例

ジプレキサ（5 mg）1～2 錠　分1～2
ドグマチール（50 mg）3 錠　分3
　食欲亢進と抑うつ症状の改善をもたらす場合がある。

●神経性大食症

処方例

ルボックス（25 mg）2～4 錠　分2
　過食と嘔吐の減少をもたらす場合がある。
ジェイゾロフト（25 mg）1～4 錠　分1
　過食の減少をもたらす場合がある。
トピナ（50 mg）1 錠　分1～2
　体重の減少をもたらす場合がある。

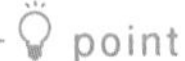

摂食障害
　急激な栄養補給による再栄養症候群が起こらないよう注意する。治療を医師・病院任せにせず，患者自らが乗り越えたという実感が残るものにすることが大切である。

お勧めの図書

『精神科医でもできる！　拒食症身体治療マニュアル』栗田大輔著，金芳堂，京都，2014
『摂食障害―食べない，食べられない，食べたら止まらない（第2版）』切池信夫著，医学書院，東京，2009
『家族で支える摂食障害―原因探しよりも回復の工夫を』伊藤順一郎編，保健同人社，東京，2005

1 総 論

病態

物質依存とは，その物質を連続的あるいは周期的に摂取したいという強迫的欲求を常に伴うような状態を指す。依存の中心的な概念は「精神依存」と「身体依存」という用語で体系化される。

精神依存

物質の摂取に対する強い欲求（渇望）が生じている精神的状態。

身体依存

生体が物質の効果が存在する状態に適応して身体機能のバランスを保っており，その効果が減弱したり消失したりすると身体機能のバランスが崩れて離脱症状(禁断症状)を呈するような身体的状態。

耐性

長期にわたる物質の摂取のために効果が減弱し，初期の効果を得るためにはより大量の摂取を必要とする状態。

用語

依存症，依存症候群

依存状態にあり，摂取の結果欲求が強くなり社会生活や健康に障害を生じているもの。ICD-10 で使用されている診断名。

使用障害

DSM-Ⅳまで使用されていた「依存」と「乱用」の用語に代わって DSM-5 で採用された診断名。社会生活の障害が重視され「依存症」よりも軽症例を含んでいる。

アディクション（嗜癖）

行動（依存）が物質依存と同一の病態かどうかは議論が分かれるため，行動に対しては「依存」よりも広い概念の「アディクション」が使用される。物質と行動の両者をカバーする用語である。

2 アルコール使用障害

alcohol use disorder

診断基準・DSM-5

A アルコールの問題となる使用様式で，臨床的に意味のある障害や苦痛が生じ，以下のうち少なくとも 2 つが，12 カ月以内に起こることにより示される。

(1) アルコールを意図していたよりもしばしば大量に，または長期間にわたって使用する。

(2) アルコールの使用を減量または制限することに対する，持続的な欲求または努力の不成功がある。

(3) アルコールを得るために必要な活動，その使用，またはその作用から回復するのに多くの時間が費やされる。

(4) 渇望，つまりアルコール使用への強い欲求，または衝動。

(5) アルコールの反復的な使用の結果，職場，学校，または家庭における重要な役割の責任を果たすことができなくなる。

(6) アルコールの作用により，持続的，または反復的に社会的，対人的問題が起こり，悪化しているにもかかわらず，その使用を続ける。

(7) アルコールの使用のために，重要な社会的，職業的，または娯楽的活動を放棄，または縮小している。

(8) 身体的に危険な状況においてもアルコールの使用を反復する。

(9) 身体的または精神的問題が，持続的または反復的に起こり，悪化しているらしいと知っているにもかかわらず，アルコールの使用を続ける。

(10) 耐性，以下のいずれかによって定義されるもの：

(a) 中毒または期待する効果に達するために，著しく

増大した量のアルコールが必要
(b) 同じ量のアルコールの持続使用で効果が著しく減弱
(11) 離脱，以下のいずれかによって明らかとなるもの：
(a) 特徴的なアルコール離脱症候群がある。
(b) 離脱症状を軽減または回避するために，アルコール（またはベンゾジアゼピンのような密接に関連した物質）を摂取する。

▶該当すれば特定せよ

寛解早期：アルコール使用障害の基準を過去に完全に満たした後に，少なくとも3カ月以上12カ月未満の間，アルコール使用障害の基準のいずれも満たしたことがない(例外として，基準A4の「渇望，つまりアルコール使用への強い欲求，または衝動」は満たしてもよい)。

寛解持続：アルコール使用障害の基準を過去に満たした後に，12カ月以上の間，アルコール使用障害の基準のいずれも満たしたことがない（例外として，基準A4の「渇望，つまりアルコール使用への強い欲求，または衝動」は満たしてもよい)。

（日本精神神経学会 日本語版用語監修，髙橋三郎・大野裕監訳：DSM-5 精神疾患の診断・統計マニュアル，pp.483-484，一部割愛，医学書院，2014）

鑑別診断

アルコールは身体依存のある数少ない依存性薬物の1つのため，離脱症状が出現する。離脱症状に関しては他のせん妄との鑑別が必要。家族を含め，患者の詳しい飲酒歴を聴取する。他のアルコール性神経疾患に関しても同様である。

病態

アルコール依存症（依存症候群，使用障害）とは，お酒の飲み方（飲む量，飲むタイミング，飲む状況）を自分でコントロールできなくなった状態であり，中核症状はコントロール障害である。脳に異常が起きて飲むことをやめられなくなる。意志の弱さによって起きるものではなく，治療が必要な病気である。

アルコール依存症の患者には「否認」といった特徴がある。飲酒問題を認めなかったり実際よりも軽く考えたりする。否認のために受診につながらないことが多い。否認に対する対処が治療のうえで重要である。

治療

薬物治療

●離脱症状の治療

アルコール使用障害の患者が何らかの理由（入院などが多い）で，突然，アルコールをやめたり，急な減量をしたときなどに離脱症状が出現する。

手指の振戦，著しい脱力感，悪心・嘔吐，頻脈，発汗，血圧上昇などの自律神経亢進症状のほかに不安，抑うつ気分，易刺激性，錯覚または一過性幻覚が生じ，ときにはけいれん発作が起こることがある。

離脱症状の発現様式は，はじめに自律神経症状，手指の振戦が現れ，不安・焦燥へと発展し，意識障害・幻覚の出現へと進む。その重症度は，それに先行する飲酒期間，飲酒頻度，飲酒量に関係し，一般的に早期小離脱（数時間～3 日後）と後期大離脱（振戦せん妄）（2～7 日後）に分けられる。

ビタミンを含む輸液とベンゾジアゼピン系薬剤の投与である。ベンゾジアゼピン系薬剤の交差耐性を利用して予防的に投与し漸減することで離脱症状の出現を防ぐ。通常は長時間作用型のセルシンが推奨されている。

輸液の本体については，ブドウ糖はビタミン B_1（チアミン）の消費を促しウェルニッケ脳症を引き起こす可能性があるので用いない。Mg 欠乏による離脱けいれんの防止のためもあり，Mg が含有かつ糖質がマルトースのソルマルトを使用する。

アルコール離脱せん妄の治療には，非定型抗精神病薬やハロペリドールをベンゾジアゼピン系薬剤と併用する。

処方例

①セルシン（2～10 mg）3錠
　1日3回　毎食後　内服（漸減し7日間程度の投与）
②ソルマルト輸液（500 mL）1本
塩酸チアミン注（50 mg）2 A
ネオファーゲン静注（20 mL）2 A
ダイビタミックス注（2 mL）1 A
アスコルビン酸（500 mg）1 A
ナイクリン注射液（50 mg）1 A
タチオン注射用（200 mg）1 A
　1日1～2回　点滴静注（数日間投与）
③リスパダール（1 mg）2錠
　1日2回　朝夕食後　内服（症状に合わせて増減）
④セレネース（5 mg）1 A
　1日数回　静脈注射または筋肉注射

ウェルニッケ脳症

ビタミンB_1（チアミン）欠乏によって生じ，アルコール依存症者や摂食不良の妊婦に多い。死亡率は2割近くと高く生存例の8割以上がコルサコフ症候群に移行する。急性～亜急性に発症し，意識障害，眼球運動障害，失調性歩行が古典的三徴だが，三徴がそろっているのは3割程度である。アルコール依存症の8割近くが見逃されている。

治療はチアミンの静脈内投与である。1日 100～500 mg を数日間あるいは症状が改善するまで投与し，その後は1日 100 mg の経口投与を2週間～1ヵ月間ほど続ける。

処方例

①ソルマルト輸液（500 mL）1本
塩酸チアミン注（50 mg）6 A
　1日1回　点滴静注（数日間投与）
②アリナミン（25 mg）4錠
　1日2回　朝夕食後　内服（2週間）

コルサコフ症候群

記憶障害を主症状とし不可逆的な神経障害を伴う認知症の１つである。ウェルニッケ脳症の続発症として発症することが典型的であるが，ウェルニッケ脳症とは違って意識障害を含まない。前向性健忘と逆行性健忘，見当識障害，作話がみられる。一般的には不可逆的であるが，チアミンの長期投与によりまれに回復することがある。

処方例

アリナミン（25 mg）4 錠
　1 日 2 回　朝夕食後　内服（1〜2 ヵ月）

●再発予防のための治療

・抗酒薬：シアナマイド，ノックビン
・飲酒欲求抑制薬：レグテクト
・飲酒量低減薬：セリンクロ

処方例

①シアナマイド（10 mL）1 日 1 回　朝食前　内服
②ノックビン（0.2 g）
　乳糖（0.3 g）
　　1 日 1 回　朝食前　内服
③レグテクト（333 mg）6 錠
　　1 日 3 回　毎食後　内服
④セリンクロ（10 mg）1 錠
　　1 日 1 回のみ　飲酒の 1 時間前に内服

セリンクロは，オピオイド系薬剤（鎮痛・麻酔）を投与中または中止後 1 週間以内の患者や，依存症または離脱の急性症状のある患者には禁忌であるため注意する。

心理社会的治療

わが国のアルコール治療の中心である。
①集団精神療法
　ARP（アルコール・リハビリテーション・プログラム）
②認知行動療法
③動機づけ療法（動機づけ面接法）
④自助グループ

断酒会：1962 年に全日本断酒連盟が結成
AA (Alcoholics Anonymous)：1935 年にアメリカでスタート
1975 年に日本で最初のミーティング

治療ゴール

従来は，断酒の継続が唯一の治療目標と考えられていた。最近では，飲酒量低減（節酒）を目標とする場合もある。軽症例に対してのリスクの軽減や症状の改善，断酒に抵抗を示す患者への段階的な治療目標，断酒を試みるもうまくいかず治療の中断を繰り返す患者に対するリスクの軽減などを目的として，飲酒量低減を治療目標とする。

治療の場でかかわりを持ち続け，治療からのドロップアウトを防ぐことが重要である。

3　精神刺激薬使用障害

stimulant use disorder

診断基準・DSM-5

A　アンフェタミン型物質，コカイン，またはその他の精神刺激薬の使用様式で，臨床的に意味のある障害や苦痛が生じ，以下のうち少なくとも 2 つが，12 カ月以内に起こることにより示される。

(1) 精神刺激薬を意図していたよりもしばしば大量に，または長期間にわたって使用する。
(2) 精神刺激薬を減量または制限することに対する，持続的な欲求または努力の不成功がある。
(3) 精神刺激薬を得るために必要な活動，その使用，またはその作用から回復するのに多くの時間が費やされる。
(4) 精神刺激薬使用への渇望，強い欲求，または衝動。
(5) 精神刺激薬の反復的な使用の結果，職場，学校，または家庭における重要な役割の責任を果たすことができなくなる。

(6) 精神刺激薬の作用により，持続的，または反復的に社会的，対人的問題が起こり，悪化しているにもかかわらず，その使用を続ける。

(7) 精神刺激薬使用のために，重要な社会的，職業的，または娯楽的活動を放棄，または縮小している。

(8) 身体的に危険な状況においても精神刺激薬の使用を反復する。

(9) 身体的または精神的問題が，持続的または反復的に起こり，悪化しているらしいと知っているにもかかわらず，精神刺激薬の使用を続ける。

(10) 耐性，以下のいずれかによって定義されるもの：

(a) 中毒または期待する効果に達するために，著しく増大した量の精神刺激薬が必要

(b) 同じ量の精神刺激薬の継続的使用で効果が著しく減弱

注：この基準は注意欠如・多動症またはナルコレプシーのための投薬のような適切な医学的指導のもとにおいてのみ精神刺激薬が摂取される際には考慮されない。

(11) 離脱，以下のいずれかによって明らかとなるもの：

(a) 特徴的な精神刺激薬離脱症候群がある。

(b) 離脱症状を軽減または回避するために，同じ精神刺激薬（または，密接に関連した物質）を摂取する。

注：この基準は注意欠如・多動症またはナルコレプシーのための投薬のような適切な医学的指導のもとにおいてのみ精神刺激薬が摂取される際には考慮されない。

▶該当すれば特定せよ

寛解早期：精神刺激薬使用障害の基準を過去に完全に満たした後に，少なくとも3カ月以上12カ月未満の間，精神刺激薬使用障害の基準のいずれも満たしたことがない(例外として，基準A4の「渇望，つまり精神刺激薬使用への強い欲求，または衝動」は満たしてもよい)。

寛解持続：精神刺激薬使用障害の基準を過去に完全に満たした

後に，12 カ月以上の間，精神刺激薬使用障害の基準のいずれも満たしたことがない（例外として，基準 A4 の「渇望，つまり精神刺激薬使用への強い欲求，または衝動」は満たしてもよい）。
（日本精神神経学会 日本語版用語監修，髙橋三郎・大野裕監訳：DSM-5 精神疾患の診断・統計マニュアル，pp.554-555，医学書院，2014）

鑑別診断

急性症状に関しては他の薬物との鑑別が必要である。本人を含め家族などから詳細な薬物使用歴の聴取が必要である。尿検査による薬物の同定も有効である。覚せい剤精神病に関しては統合失調症との鑑別が問題になる。覚せい剤使用歴の有無(多くは 3 ヵ月～数年)が大切であるが，統合失調症に比べ早期に回復する，対人的な関係に関しても保たれている，などが鑑別点になる。

病態

急性中毒症状

瞳孔散大，頻脈，血圧上昇，不整脈，呼吸抑制，発汗，悪寒，悪心嘔吐，食欲低下，体重減少，興奮，けいれん，昏睡

覚せい剤精神病

覚せい剤の長期使用により統合失調症に似た精神症状を呈するようになる。幻覚，妄想（迫害妄想，注察妄想，追跡妄想）や精神運動興奮を認める。

逆耐性を生じ，精神症状が消失した後も少量の覚せい剤の使用で精神症状が再燃する。さらには，再使用しなくても飲酒やストレスにより精神症状が再燃することがある（フラッシュバック）。

治療

薬物治療

覚せい剤精神病に対しては，統合失調症に準じた治療を行う。

処方例

リスパダール（1 mg）2 錠
　1 日 2 回　朝夕食後　内服（症状に合わせて増減）
ジプレキサ（2.5 mg）1 錠
　1 日 1 回　夕食後　内服（症状に合わせて増減）

心理社会的治療

治療の主体である。

①認知行動療法
　SMARPP（せりがや覚せい剤再発予防プログラム）
②自助グループ
　NA（Narcotics Anonymous）：1953 年にアメリカで結成
③回復支援施設
　DARC（Drug Addiction Rehabilitation Center）

治療ゴール

違法性薬物である場合は断薬が唯一の治療目標である。

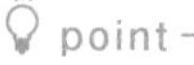

アルコール使用障害の治療
- 断酒だけでなく飲酒量低減を目標とすることもある
- 離脱症状の治療には輸液とベンゾジアゼピン系薬剤の投与
- ウェルニッケ脳症にはビタミン B_1 の大量投与
- 再発予防のためには抗酒薬や飲酒欲求抑制薬の投与
- ARP や自助グループなどの心理社会的治療が主体

お勧めの図書

『アルコール依存症─関連疾患の臨床と治療（第 2 版）』今道宏之著，創造出版，東京，1996
『薬物依存とアディクション精神医学』松本俊彦著，金剛出版，東京，2012
『薬物依存症』松本俊彦著，筑摩書房，東京，2018
『新アルコール・薬物使用障害の診断治療ガイドライン』樋口進，齋藤利和，ほか編，新興医学出版社，東京，2018

1　認知症および軽度認知障害

major neurocognitive disorder and mild neurocognitive disorder

大脳半球あるいは皮質下の構造のびまん性の器質性疾患により，いったん獲得された知的機能が広範に失われた結果起こる状態である。潜行性の発症と進行性の経過によって特徴づけられる。

最初に認知症と軽度認知障害について記載し，その後に下位分類について説明する。

診断基準・DSM-5

●認知症（DSM-5）

A　1つ以上の認知領域（複雑性注意，実行機能，学習および記憶，言語，知覚-運動，社会的認知）において，以前の行為水準から有意な認知の低下があるという証拠が以下に基づいている。

（1）本人，本人をよく知る情報提供者，あるいは臨床家による，有意な認知機能の低下があったという懸念，および

（2）標準化された神経心理学的検査によって，それがなければ他の定量化された臨床的評価によって記録された，実質的な認知行為の障害

B　毎日の活動において，認知欠損が自立を阻害する（すなわち，最低限，請求書を支払う，内服薬を管理するなどの，複雑な手段的日常生活動作に援助を要する）。

C　その認知欠損は，せん妄の状況でのみ起こるものではない。

D　その認知欠損は，他の精神疾患によってうまく説明されない（例：うつ病，統合失調症）。

（日本精神神経学会 日本語版用語監修，髙橋三郎・大野裕監訳：DSM-5 精神疾患の診断・統計マニュアル，p.594，医学書院，2014）

●軽度認知障害（DSM-5）

A　1つ以上の認知領域（複雑性注意，実行機能，学習および

記憶，言語，知覚–運動，社会的認知）において，以前の行為水準から軽度の認知の低下があるという証拠が以下に基づいている。

（1）本人，本人をよく知る情報提供者，または臨床家による，軽度の認知機能の低下があったという懸念，および

（2）標準化された神経心理学的検査に，それがなければ他の定量化された臨床的評価によって記録された，実質的な認知行為の軽度の障害

B 毎日の活動において，認知欠損が自立を阻害しない（すなわち，請求書を支払う，内服薬を管理するなどの複雑な手段的日常生活動作は保たれるが，以前よりも大きな努力，代償的方略，または工夫が必要であるかもしれない）。

C その認知欠損は，せん妄の状況でのみ起こるものではない。

D その認知欠損は，他の精神疾患によってうまく説明されない（例：うつ病，統合失調症）。

（日本精神神経学会 日本語版用語監修，髙橋三郎・大野裕監訳：DSM-5 精神疾患の診断・統計マニュアル，p.596，医学書院，2014）

病態

以下に，神経認知領域について説明する。

複雑性注意

外界からのさまざまな刺激から必要とされる特定の刺激を選択し，それに集中する能力。

- 持続性注意：一定の時間経過の中で注意を維持する能力。
- 分配性注意：同時に 2 つ以上の刺激に注意を向けつつ，注意を切り替える能力。
- 選択性注意：多くの刺激の中から 1 つの刺激に反応する能力。

実行機能

目的に向けて立案し，必要に応じて修正しながら効率的に行動する能力。具体的には，お湯を沸かしてお茶を入れる，切符を買って電車に乗るなどといったことが挙げられる。

学習と記憶

●時間的側面からの分類

- 短期記憶：記銘から再生までの時間経過が 20 秒以下の記憶。
- 長期記憶：短期記憶よりも長く把持される記憶。1 分以上たてば長期記憶にあたる。アルツハイマー型認知症では早期から障害される。

●記憶内容からの分類

- 陳述記憶：意識的に想起できる，言語化やイメージ化できる。意味記憶（知識に相当）とエピソード記憶（個人的出来事，本来の記憶に相当）。アルツハイマー型認知症ではエピソード記憶から障害され，前頭側頭型認知症（意味性認知症）では意味記憶から障害される。
- 非陳述記憶：意識的には想起されない。技能に相当する手続き記憶。

言　語

●失語

大脳症状による，いったん獲得された言語機能の崩壊状態。話せない, 言葉が理解できない,「トケイ」を「トメイ」と言う錯語など。

知覚-運動

●失認

感覚障害や一般的精神機能の障害は認めないのに，一定の感覚路を通して対象を認知または同定できない状態。

- 視覚失認（後頭葉）: 鈴を見てもわからないが, 音を鳴らしたり, 手で触れば鈴とわかる。
- 聴覚失認（側頭葉），触覚失認（頭頂葉）

●失行

行為を損なうような麻痺，失調，不随意運動などの運動障害や感覚障害がなく，行うべき行為を十分に了解しており，意欲もあるのに遂行できない状態。

- 観念運動失行：本来可能な習慣的行為を言語命令や模倣命令に応じて遂行できない状態。おいでおいで，敬礼，歯みがき，髪をとかす（命令，模倣)。
- 観念失行：日常慣用の物品の使用障害。単一物品，系列的な物品操作（切手，封筒，便箋，宛名など)。

社会的認知

- 情動認知：さまざまな表情における情動の識別。
- 心の理論：他人の精神状態や体験を考慮する能力。

2 アルツハイマー型認知症

major or mild neurocognitive disorder due to Alzheimer's disease

診断基準・DSM-5

●アルツハイマー病による認知症（DSM-5）またはアルツハイマー病による軽度認知障害（DSM-5）

A 認知症または軽度認知障害の基準を満たす。

B 1つまたはそれ以上の認知領域で，障害は潜行性に発症し緩徐に進行する（認知症では，少なくとも2つの領域が障害されなければならない）。

C 以下の確実なまたは疑いのあるアルツハイマー病の基準を満たす：

認知症について：

確実なアルツハイマー病は，以下のどちらかを満たしたときに診断されるべきである。そうでなければ疑いのあるアルツハイマー病と診断されるべきである。

(1) 家族歴あるいは遺伝子検査から，アルツハイマー病の原因となる遺伝子変異の証拠がある。

(2) 以下の3つすべてが存在している。

(a) 記憶，学習，および少なくとも1つの他の認知領域の低下の証拠が明らかである（詳細な病歴または連続的な神経心理学的検査に基づいた）。

(b) 着実に進行性で緩徐な認知機能低下があって，安定状態が続くことはない。

(c) 混合性の病因の証拠がない（すなわち，他の神経変性または脳血管疾患がない，または認知の低下をもたらす可能性のある他の神経疾患，精神疾患，または全身性疾患がない）。

軽度認知障害について：

確実なアルツハイマー病は，遺伝子検査または家族歴のいずれかで，アルツハイマー病の原因となる遺伝子変異の証拠があれば診断される。

疑いのあるアルツハイマー病は，遺伝子検査または家族歴のいずれにもアルツハイマー病の原因となる遺伝子変異の証拠がなく，以下の３つすべてが存在している場合に診断される。

（1）記憶および学習が低下している明らかな証拠がある。

（2）着実に進行性で緩徐な認知機能低下があり，安定状態が続くことはない。

（3）混合性の病因の証拠がない（すなわち，他の神経変性または脳血管疾患がない，または認知の低下をもたらす可能性のある別の神経疾患，全身性疾患または病態がない）。

D　障害は脳血管疾患，他の神経変性疾患，物質の影響，その他の精神疾患，神経疾患，または全身性疾患ではうまく説明されない。

（日本精神神経学会 日本語版用語監修，髙橋三郎・大野裕監訳：DSM-5 精神疾患の診断・統計マニュアル，pp.602-603，医学書院，2014）

病態

緩徐に出現進行する近時記憶障害が症状の中核であり，近時記憶障害が明らかになった後に言語障害，計算障害，視空間認知障害などが出現してくることが多い。病初期より病識が低下し，取り繕いがみられることが多い。基本的な病理像として，神経細胞の脱落，神経原線維変化，老人斑の蓄積がみられる。

鑑別診断

全身性疾患と内服薬の影響を除外しつつ，脳内の病因について検索を行う。

内科的病因（中毒・代謝性認知症）

心不全，肝不全，尿毒症，貧血，葉酸欠乏，ビタミンB_{12}欠乏，ニコチン酸欠乏，高カルシウム血症，アルコール依存，甲状腺機能低下症，全身衰弱，栄養障害など。

薬剤の副作用

向精神薬（抗うつ薬，抗精神病薬，睡眠導入薬），抗ヒスタミン薬，抗パーキンソン病薬，抗てんかん薬，血圧降下薬，ホルモン薬（ステロイド，甲状腺ホルモン），インスリン，血糖降下薬，抗腫瘍薬，抗菌薬，H_2ブロッカーなど。

脳内の病因

- **脳変性疾患**：AD，レビー小体型認知症（DLB），前頭側頭葉変性症（FTLD），大脳皮質基底核変性症，進行性核上性麻痺，ハンチントン病など。
- **脳血管障害**：脳出血，脳梗塞，くも膜下出血，硬膜下出血など。
- **感染症**：脳炎，進行麻痺（神経梅毒），クロイツフェルト・ヤコブ病，HIV 脳症など。
- **脳外傷**：脳挫傷，ボクサー認知症。
- **その他**：てんかん，多発性硬化症，脳腫瘍，無酸素脳症，透析脳症，正常圧水頭症，精神疾患（うつ病など）など。

鑑別のための特徴ならびに画像所見

	AD	DLB（p.109）	FTD（p.112）	VaD（p.113）
特徴	取り繕い 場合わせ反応 視空間障害	幻視 パーキンソニズム	我が道を行く 常同行為	人格変化 感情失禁
脳 CT/MRI	側頭葉内側部（海馬・海馬傍回）を中心とする萎縮が特異的。 側頭頭頂葉の萎縮	大脳皮質や海馬の萎縮は軽度か非特異的	前頭葉，側頭葉前部の萎縮。皮質白質境界の不鮮明化。 海馬の萎縮は弱い	多発性基底核（視床，尾状核，淡蒼球）・白質領域の梗塞，広汎な脳室周囲の白質病変，大血管梗塞
脳 SPECT/PET	大脳後半部の側頭頭頂葉および後部帯状回で脳循環代謝が低下	側頭頭頂葉，後頭葉での脳循環代謝が低下	前頭葉皮質から側頭葉下内側部から底部の血流低下	前頭葉を中心に血流低下部位が非対象性に散在

認知障害の診断補助となる簡易検査

- **改訂長谷川式簡易知能評価スケール（HDS-R）**：20点以下（30点満点）で認知症を疑う。
- **Mini-Mental State Examination（MMSE）**：23点以下（30点満点）で認知症を疑う。
- **Clinical Dementia Rating（CDR）**：スコア0.5判定以上で認知障害を疑う。

治療

薬物療法

●**認知症：軽度**（MMSE 20〜23点）

処方例

アリセプト錠（5 mg）1錠　朝食後
　3 mgを1〜2週間投与し，副作用なければ5 mgで維持。
レミニール錠（8 mg）2錠　朝夕食後，(12 mg) 2錠　朝夕食後
　4 mg錠2錠を朝夕食後で開始し，4週間後に8 mg錠2錠で維持。症状に応じて，4週間後にさらに12 mg錠2錠に増量する。
イクセロンパッチ，リバスタッチパッチ（18 mg）1日1回貼付
　4.5 mgから開始して4週間ごとに4.5 mgずつ増量し，18 mgで維持。患者の状態に応じて，1日1回貼付9 mgから開始し，原則として4週間後に18 mgに増量することもできる。
上記のうち1つを選択。効果がないか，嘔気・嘔吐，興奮，焦燥などの副作用があれば他の薬剤を選択。

●**認知症：中等度**（MMSE 15〜19点）

処方例

　軽度の処方に加えてメマリーを併用
メマリー（20 mg）1錠
　5 mgから処方開始して1週間ごとに5 mgずつ増量し，20 mgで維持する。
　日中の傾眠やめまいの訴えが強ければ，夕食後投与のうえで，減量も考慮する。

●**認知症：重度**（MMSE 14 点以下）

処方例

中等度の処方に加えてアリセプトの増量
アリセプト錠（10 mg）1 錠
5 mg を 4 週間以上投与のうえで増量。
嘔気・嘔吐，興奮，焦燥などの副作用があれば減量。

非薬物療法

- エビデンスのあるものとして，記憶訓練，現実見当識訓練（ROT），音楽療法がある。
- 回想法，動物介在療法については，さらなる実証研究成果の蓄積が必要な状況である。

3 レビー小体を伴う認知症（レビー小体型認知症）

major or mild neurocognitive disorder with Lewy bodies：DLB

診断基準・DSM-5

●レビー小体病を伴う認知症（DSM-5）（レビー小体型認知症）
または レビー小体病を伴う軽度認知障害（DSM-5）

A 認知症あるいは軽度認知障害の基準を満たす。

B その障害は潜行性に発症し緩徐に進行する。

C その障害は確実なまたは疑いのあるレビー小体病を伴う神経認知障害の中核的特徴および示唆的特徴の両方を満たす。

確実なレビー小体病を伴う認知症または軽度認知障害では，2 つの中核的特徴，または 1 つ以上の中核的特徴と 1 つの示唆的特徴をもつ。

疑いのあるレビー小体病を伴う認知症または軽度認知障害では，1 つだけの中核的特徴，または 1 つ以上の示唆的特徴をもつ。

(1) 中核的な診断的特徴：
(a) 認知の動揺性とともに著しく変動する注意および覚醒度
(b) よく形作られ詳細な，繰り返し出現する幻視
(c) 認知機能低下の進展に続いて起こる自然発生的なパーキンソニズム
(2) 示唆的な診断的特徴：
(a) レム睡眠行動障害の基準を満たす。
(b) 神経遮断薬に対する重篤な過敏性

D その障害は脳血管疾患，他の神経変性疾患，物質の作用，または他の精神疾患，神経疾患，全身性疾患ではうまく説明されない。

（日本精神神経学会 日本語版用語監修，髙橋三郎・大野裕監訳：DSM-5 精神疾患の診断・統計マニュアル，pp.609-610，医学書院，2014）

病態

潜行性の発症と進行性の経過によって特徴づけられる。記憶，遂行機能，言語，運動協調性の異常が認められる。アルツハイマー型認知症の次に，レビー小体型認知症が多い。パーキンソン病の黒質線条体の病変であるレビー小体が，大脳皮質から脳幹にびまん性に多数出現する。アルツハイマー型認知症と比べて，パーキンソン症状，幻視が多く，抗精神病薬に対する過敏性を認める。

鑑別上の注意点

パーキンソン病治療薬による幻覚に注意をする。

治療

薬物療法

処方例

アリセプト錠（5 mg）1 錠　朝食後，（10 mg）1 錠　朝食後
レビー小体型認知症にも適応がある。3 mg を 1～2 週間投与し，副作用がなければ 5 mg に増量する。5 mg で 4 週間以上経過後，10 mg に増量する。症状に応じて，5 mg まで減量する。
レミニール錠（8 mg）2 錠　朝夕食後
4 mg 錠 2 錠を朝夕食後で開始し，4 週間後に 8 mg 錠 2 錠で維持。
イクセロンパッチ，リバスタッチパッチ（18 mg）1 日 1 回貼付
4.5 mg から開始して 4 週間ごとに 4.5 mg ずつ増量し，18 mg で維持。
上記のうち 1 つを選択。効果がないか，嘔気・嘔吐，興奮，焦燥などの副作用があれば他の薬剤を選択。

- **精神症状・行動異常に対しては**，錐体外路症状の悪化に注意し，少量の非定型抗精神病薬を用いる。

処方例

セロクエル（25 mg）2～8 錠　分 1～2

- **パーキンソニズムに対して**

処方例

ネオドパストン配合錠（100 mg）2 錠　分 2
症状に応じて適宜増減（レボドパ含有製剤と併用して）
トレリーフ（25 mg）1 錠　分 1

4　前頭側頭型認知症

major or mild frontotemporal neurocognitive disorder：FTD

診断基準・DSM-5

●前頭側頭型認知症（DSM-5）または前頭側頭型軽度認知障害（DSM-5）

A　認知症または軽度認知障害の基準を満たす。

B　その障害は潜行性に発症し緩徐に進行する。

C　（1）または（2）：

（1）行動障害型：

(a) 以下の行動症状のうち３つ，あるいはそれ以上：

i：行動の脱抑制

ii：アパシーまたは無気力

iii：思いやりの欠如または共感の欠如

iv：保続的，常同的または強迫的/儀式的行動

v：口唇傾向および食行動の変化

(b) 社会的認知および/または実行能力の顕著な低下

（2）言語障害型：

(a) 発話量，喚語，呼称，文法，あるいは語理解の形における，言語能力の顕著な低下

D　学習および記憶および知覚運動機能が比較的保たれている。

E　その障害は脳血管疾患，他の神経変性疾患，物質の影響，その他の精神疾患，神経疾患，または全身性疾患ではうまく説明されない。

（日本精神神経学会 日本語版用語監修，髙橋三郎・大野裕監訳：DSM-5 精神疾患の診断・統計マニュアル，p.606，医学書院，2014）

病態

人格変化と障害された社会的行動が，早期と経過を通じて主要な

特徴である。認知，空間能力，そして記憶の道具的機能は，比較的によく保たれている。前頭側頭型認知症（FTD）は，前頭側頭葉変性症（FTLD）のなかの 1 つの疾患単位である。FTLD は，前頭葉や側頭葉といった脳の前方部が主に障害される前方型認知症の代表的疾患である。ピック病もこれらの概念に含まれる。

鑑別上の注意点

妄想や抑うつ気分などの精神症状が初発症状のときは，妄想性障害やうつ病と診断されることもある。

治療

薬物療法

これまで，興奮や暴力，行動異常に対しては，抗精神病薬の投与が余儀なくされてきた。

●行動異常（脱抑制，常同行動，食行動異常など）に対して

処方例

ルボックス（25 mg）2～6 錠　分 1～3　食後

非薬物療法

ルーティン化療法（常同行動や被影響性の亢進などを利用して，新たに問題のない適応的な習慣に変容させる方法）が試みられている。

5　血管性認知症

major or mild vascular neurocognitive disorder：VaD

診断基準・DSM-5

●血管性認知症（DSM-5）または血管性軽度認知障害（DSM-5）

A　認知症または軽度認知障害の基準を満たす。

B　臨床的特徴が以下のどちらかによって示唆されるような血管性の病因に合致している：

（1）認知欠損の発症が1回以上の脳血管性発作と時間的に関係している。

（2）認知機能低下が複雑性注意（処理速度も含む）および前頭葉性実行機能で顕著である証拠がある。

C　病歴，身体診察，および/または神経認知欠損を十分に説明できると考えられる神経画像所見から，脳血管障害の存在を示す証拠がある。

D　その症状は，他の脳疾患や全身性疾患ではうまく説明されない。

（日本精神神経学会 日本語版用語監修，髙橋三郎・大野裕監訳：DSM-5 精神疾患の診断・統計マニュアル，p.612，医学書院，2014）

病態

脳血管障害に関連して発症した認知症を総称していう。脳梗塞や脳出血に基づく局在病変，ラクナ状態による多発性梗塞，白質の広範囲な虚血性病変のあるビンスワンガー病などがある。アルツハイマー型認知症との鑑別は，主として50〜60歳代初期に急激に発症し，階段状に悪化するという臨床経過，神経学的所見，脳形態画像所見によって行う。高血圧症が存在し，脳波は局在性の徐波が多い。構音障害，嚥下障害を来す仮性球麻痺はよくみられる。

しかし，ラクナ梗塞を伴う多発性梗塞などの皮質下型では，記憶障害などが比較的緩徐に進行し，アルツハイマー型認知症との鑑別が難しい場合もある。この場合，易怒的になるなどの人格変化や意欲低下を認めることが多く，注意して診察する。

一般的に，大血管の動脈硬化性病変あるいは心臓の弁膜症を持つ患者では，多数の血栓や塞栓のエピソードを認め，血管性認知症に至りやすい。高血圧の治療が認知症の進行を遅らせることがある。

治療

薬物療法

基本は，降圧薬を用いた血圧などの危険因子のコントロールに加えて，抗血小板薬による脳梗塞の再発予防である。また，アルツハイマー型認知症治療薬であるアリセプトも効果を認めることがある。

処方例

プラビックス（25 mg）　2〜3 錠　分 1　朝食後
ケタス（10 mg）　3C　分 3　毎食後

6 認知症に伴う行動と心理学的症候

behavioral and psychological symptoms of dementia：BPSD

病態

認知症では，認知機能低下以外に，多彩な精神症状や問題行動（BPSD）を呈することが知られている。これらには，幻覚，妄想，不安・うつ，意欲低下，易怒性，興奮，不眠（昼夜逆転）などの精神症状や，徘徊，暴言・暴力，異食，性的逸脱行動，弄便などの行動障害などが含まれている。どのタイプの認知症においても BPSD は認めることがあり，これらを生じた患者では家族や施設における介護を難しいものにしている。また，BPSD のある患者では介護者から虐待を受けるリスクが高く，その点にも注意を払う必要がある。

治療

おそらく，薬物療法はその多くが適応外使用であるため最終手段となるが，事情に応じて早期に選択される。薬物療法の際には適応外使用であることを伝えたうえで，その利益と不利益を明確にし，起こりうる副作用について説明のうえ，使用の同意を得ることが必要である。薬物療法を行ううえでの不利益は，ふらつき，転倒による骨折や受傷，嚥下困難による誤嚥性肺炎，過鎮静，傾眠などが考えられる。

また，治療抵抗性や被虐待のリスクが高い緊急の場合には，一時的に入院を考慮すべきである。いったん入院すれば，家族が介護疲れから退院を拒む場合もあるので，入院前に，症状の改善後には施設入所も含めてどこに退院するのかを決めておく方がよい。入院当初より，家族に介護に必要な手続きを始めてもらうようにする。

薬物療法

●興奮が強く，暴力行為を伴うとき

処方例

【副作用低】ツムラ抑肝散㊾　3包　分3　毎食前
メマリー（5 mg）2～4錠　分1　朝食後または夕食後
【副作用中】デパケン（200 mg）1～2錠　分1　夕食後
グラマリール（25 mg）1～3錠　分1～3
【副作用高】リスパダール内用液　0.5～2 mL　分1　就寝前

●幻覚・妄想を認め，行動が左右されるとき

処方例

【副作用低】ツムラ抑肝散㊾　3包　分3　毎食前
アリセプト（5 mg）　1錠　分1　朝食後
〔上記はレビー小体型認知症のとき〕
エビリファイ（6 mg）　1錠　分1　朝食後
メマリー（5 mg）2～4錠　分1　朝食後または夕食後
【副作用中】セロクエル（25 mg）1～3錠　分1～3
【副作用高】リスパダール内用液　0.5～2 mL　分1　就寝前

●夜間の興奮・不眠に対して

処方例

【副作用低】レンドルミン（0.25 mg）1錠　分1　就寝前
※睡眠薬の単独使用は脱抑制に注意する。
テトラミド（10 mg）1錠　分1　就寝前
【副作用中】セロクエル（25 mg）1～2錠　分1　就寝前

●意欲低下（自発性低下）を認めるとき

処方例

【血管性認知症のとき】シンメトレル（50 mg）2 錠　分 2

●明らかなうつ病のとき

処方例

ジェイゾロフト（25 mg）2～4 錠　分 1　夕食後

●食欲低下のとき

処方例

リフレックス，レメロン（15 mg）1～2 錠　分 1　就寝前
※ドグマチールを選択する場合はパーキンソニズム防止のため，等用量のシンメトレルを併用する。

13 神経認知障害群

非薬物療法

●徘　徊

1 日 1 回以上，家族やヘルパーにより 30 分程度の散歩などに連れ出すことで軽減する場合がある。

●弄　便

排便がうまくいかない場合があり，そのため不快感を覚えて自己摘便をする場合などがある。適切な水分摂取や緩下剤を上手に使う必要がある。

●異　食

異食自体のコントロールはかなり難しい。食欲増進作用のある薬剤の使用の有無を確認し，これを認めれば中止する必要がある。また，患者の周辺に誤嚥の危険があるものを置かないようにすることも必要である。

●暴言・暴力

認知症の患者にも自分の考えやこだわりがあり，それをうまく表現できず混乱することから興奮する場合がある。患者の苦しみや考えをうまく汲み取れるように傾聴することが必要である。

●不安・うつ

記憶が残らない患者でも感情の記憶は残る。朝から憂鬱になれば，その原因は忘れても，うつ気分は 1 日持続する。家族に叱咤されて落ち込んでいる場合もあり，それを患者自身がうまく伝えられなくても，そういったことがないかを家族に確認し，認めれば止めさせるようにしなければならない。

補足

BPSD を生じやすい薬剤があり，これを服用中であれば中止・減量・変更を考慮してもらう。抗コリン薬（バップフォーなど）や PPI や H_2ブロッカーはせん妄誘発のリスクになる。抗不安薬は傾眠が出現すれば意欲低下のようにみえる。制吐薬（プリンペラン，ナウゼリンなど）はアカシジアを生ずることがあり，徘徊，不安・焦燥，攻撃性の原因となることがある。また，アルコール摂取も禁止する必要がある。

7 せん妄

delirium

診断基準・DSM-5

A 注意の障害（すなわち，注意の方向づけ，集中，維持，転換する能力の低下）および意識の障害（環境に対する見当識の低下）

B その障害は短期間のうちに出現し（通常数時間～数日），もととなる注意および意識水準からの変化を示し，さらに 1 日の経過中で重症度は変動する傾向がある。

C さらに認知の障害を伴う（例：記憶欠損，失見当識，言語，視空間認知，知覚）。

D 基準 A および C に示す障害は，他の既存の，確定した，または進行中の神経認知障害ではうまく説明されないし，昏睡のような覚醒水準の著しい低下という状況下で起こるものではない。

E　病歴，身体診察，臨床検査所見から，その障害が他の医学的疾患，物質中毒または離脱（すなわち，乱用薬物や医療品によるもの），または毒物への曝露，または複数の病因による直接的な生理学的結果により引き起こされたという証拠がある。

●物質中毒せん妄：この診断は，基準 A および C の症状が臨床像で優勢であり，臨床的関与に値するほど症状が重篤である場合にのみ，物質中毒の診断に代わって下されるべきである。

（日本精神神経学会 日本語版用語監修，髙橋三郎・大野裕監訳：DSM-5 精神疾患の診断・統計マニュアル，p.588，医学書院，2014）

病態

せん妄の特徴的な症状は，認知機能の全般的障害を伴う意識障害であり，意識が混濁して異常な言動を呈する。昼夜の区別がなくなり，衝動性，攻撃性，幻覚や錯覚がみられ，焦燥や不眠が出現する。ほとんどは急性で可逆的であるが，意識のレベルが 1 日の間で変動し，疎通性が良好な状況から不良の状況までさまざまな状態を呈する。症状が軽快しているようにみえても，再び症状が悪化したり非可逆的な状態に移行する場合もある。せん妄はいかなる脳障害でも出現し得る。全身疾患（心不全など），中枢神経系疾患（けいれん性疾患など）などによって主に引き起こされる。処方薬や市販薬，あるいは乱用薬物の中毒もしくは離脱のいずれかは，薬剤起因性せん妄を引き起こす可能性がある。特に抗コリン作用のある薬物はせん妄の発症と強く関連しているため，使用する際は慎重に投与する。高齢者のせん妄の場合は呼吸器系や尿路系の感染症が原因になっていることが多い。

診断・徴候・症状

せん妄は原因が何であるかに従って診断される。特徴的な症状には，過覚醒を伴った低覚醒，見当識障害，記憶障害，辻褄の合わない会話，幻聴，幻視，幻触を含む感覚障害，重度の情動不安定，睡眠覚醒リズムの逆転もしくは断続的睡眠がある。随伴する神経学的症状には，協調運動障害，失語，振戦，羽ばたき振戦，運動失調，失行などがある。精神運動興奮，幻覚，妄想，自傷行為，暴力などがみられる過活動型せん妄と寡黙，不活発，不眠などが前景となる低活動型せん妄の２つに大きく分類する場合があるが，低活動型せん妄の場合は認知症やうつ病と誤診されることが多いため注意を要する。振戦せん妄に関してはアルコール使用障害の項（p.93）を参照。

臨床検査・鑑別診断

せん妄はできる限り早くその原因を特定する必要があり，明らかな原因が見当たらないときは身体的精査を迅速に行うべきである（バイタルサイン，血算と分画，血液生化学検査，肝機能および腎機能検査，尿検査，尿中中毒物質検査，心電図，胸部 X 線，頭部 CT，腰椎穿刺，脳波検査など）。脳波検査では α 波と徐波が混在することが多い。臨床上せん妄（delirium）と鑑別が重要な疾患は認知症（dementia），うつ病（depression）であり，その頭文字をとって“3D”と呼ばれる。その鑑別を表に示す。統合失調症と躁病の場合は，せん妄のような急速に変動する経過をとることはほとんどなく，また，意識レベルが障害されたり，認知が顕著に障害されることはまれである。解離性障害では，部分的な健忘を呈することはあっても，せん妄でみられるような広汎な認知障害，異常な精神運動症状，睡眠パターンを呈することはない。夜間せん妄はレム睡眠行動障害との鑑別が重要であるが，通常レム睡眠行動障害では刺激を与えれば覚醒する。

治療

- 原因を特定し，それを除去することが治療方針となる。
- 薬剤を多剤併用している場合は薬物相互作用による影響を考え，せん妄の原因となった薬物が特定できる場合にはその薬剤の中止を考える。
- 適切な水分補給による脱水の改善，電解質バランスの是正，ビタミンなどの栄養の確保も重要である。
- 感覚遮断によるせん妄患者には，適切に刺激を増やすなど，患者の感覚環境を最適な状態に整える。

3D（dementia，depression，delirium）の鑑別

	アルツハイマー型認知症	うつ病	せん妄
発症様式	緩徐	さまざま	急性
罹病期間	年単位	さまざま	週単位
意識障害	なし	なし	あり（変動する）
経過	進行性	さまざま	動揺性（夜間に症状出現）
身体疾患との関係	関係は薄い	ときに関係	経過が並行
症状の変動性	なし	ときどき日内変動あり（午前中に症状悪化）	あり
記憶	近時記憶障害	断片的	即時想起・近時記憶障害
感情	さまざま	抑うつ，焦燥	浮動性
脳波	徐波化していることもある	正常	徐波化
睡眠障害	さまざま	不眠（特に早朝覚醒）	不眠，傾眠等，睡眠-覚醒リズム障害
質問に対する応答	答えようと努力するが，誤答，言い訳	「わからない」と答える	変動する
可逆性	非可逆性	おおむね可逆性	おおむね可逆性
抗うつ薬への反応	なし	あり	一部夜間せん妄に効果あり

- 過活動型せん妄に対しては対症療法的に高力価の抗精神病薬を少量使用する。

処 方 例

セレネース　2〜5 mg を適宜経口投与あるいは静注や筋注

- 経口で抗精神病薬を使用する場合には，副作用が少ないなどの利点から非定型抗精神病薬が使用される機会も増えてきた。また，抗うつ薬の有効性も報じられている。

13 神経認知障害群

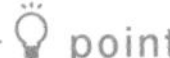

リスパダール（0.5 mg）1～4 錠　就寝前を開始量として使用
セロクエル（25 mg）2～4 錠　就寝前を開始量として使用
テトラミド（10 mg）1 錠　就寝前に投与
レスリン（25 mg）1～2 錠　就寝前に投与
ロゼレム（8 mg）1 錠　就寝前に投与
ベルソムラ（15～20 mg）1 錠　就寝前に投与

point

認知症

- 急速に発症する認知症の状態は，ほかの疾患や原因によることが多い。
- 認知症の診断は総合的に行うこと，そして全人的対応と家族の看病疲れへの配慮を忘れずに。

せん妄

- 抗コリン作用のある薬物は薬剤起因性せん妄を引き起こす可能性がある。
- 高齢者に生じたせん妄（delirium）は認知症（dementia），うつ病（depression）との鑑別が臨床上重要である。

お勧めの図書

『最新医学別冊　新しい診断と治療の ABC（66）　認知症』三村將編，最新医学社，大阪，2010
『こうして乗り切る，切り抜ける　認知症ケア』朝田隆，吉岡充，ほか編，新興医学出版社，東京，2010
『カプラン臨床精神医学ハンドブック第 2 版　DSM-IV-TR 診断基準による診療の手引』融道男，岩脇淳監訳，pp.34-55，メディカル・サイエンス・インターナショナル，東京，2003
『認知症ハンドブック』中島健二，天野直二，ほか編，医学書院，東京，2013

1 境界性パーソナリティ障害

borderline personality disorder：BPD

診断基準・DSM-5

対人関係，自己像，感情などにおける不安定性および著しい衝動性の広範な様式で，成人期早期までに始まり，種々の状況で明らかになる。以下のうち５つ（またはそれ以上）によって示される。

（1）現実に，または想像の中で，見捨てられることを避けようとするなりふりかまわない努力（注：基準５で取り上げられる自殺行為または自傷行為は含めないこと）
（2）理想化とこき下ろしの両極端を揺れ動くことによって特徴づけられる，不安定で激しい対人関係の様式
（3）同一性の混乱：著明で持続的に不安定な自己像または自己意識
（4）自己を傷つける可能性のある衝動性で，少なくとも２つの領域にわたるもの（例：浪費，性行為，物質乱用，無謀な運転，過食）（注：基準５で取り上げられる自殺行為または自傷行為は含めないこと）
（5）自殺の行動，そぶり，脅し，または自傷行為の繰り返し
（6）顕著な気分反応性による感情の不安定性（例：通常は2〜3時間持続し，2〜3日以上持続することはまれな，エピソード的に起こる強い不快気分，いらだたしさ，または不安）
（7）慢性的な空虚感
（8）不適切で激しい怒り，または怒りの制御の困難（例：しばしばかんしゃくを起こす，いつも怒っている，取っ組み合いの喧嘩を繰り返す）
（9）一過性のストレス関連性の妄想様観念または重篤な解離性症状

（日本精神神経学会 日本語版用語監修，髙橋三郎・大野裕監訳：DSM-5 精神疾患の診断・統計マニュアル，p.654，医学書院，2014）

病態

- 対人関係，感情，自己対象イメージ，自己同一性すべてにおいて不安定。対象との関係を維持するために，リストカット，過食，家庭内暴力，過量服薬，ゆきずりの性行為などを行う。
  - ・行動化，すなわち頻回の自傷行為・自殺企図（過量服薬，リストカット，暴力，摂食障害，アルコール・薬物乱用，性的逸脱など)。
  - ・見捨てられ不安，無気力，空虚感と万能感，怒りなどのめまぐるしい感情変化。
  - ・理想化とこき下ろしが交代する不安定な対人関係。
  - ・短期間のうつ状態を伴う気分の不安定。
  - ・小精神病と呼ばれる一時的な精神病様状態。
- 病因としては
  - ・精神力動的発達論：幼児期からの歪んだ親子関係（子供が母親から離れて分離個体化という自立の方向へ向かおうとすると母親が愛情を引っ込め，逆に子供が母親になつこうとすると愛情を注ぐ）により，人格の成長がなされずに幼児心性のままに大人社会での生活を強いられている心的状況が背後にあるとされている。
  - ・生物学的素因論：体質的な感情コントロール不全
  - ・家族の機能不全，早期の心的外傷体験：母親との激しい葛藤，父親の不関与，無視しつつも支配的な育児などが背景にあるとの見方や，両親の慢性の不和，幼少期の両親との死別や分離，性的心的外傷体験を経験していることが多いとの報告もある。
- 最近の知見では，経過として大部分の人は 30 歳代，40 歳代になるに従い，対人関係や職業面の機能も安定傾向となるといわれている。

鑑別診断

双極性障害や持続性抑うつ障害：元来，双極性障害や抑うつ障害群とのオーバーラップを指摘する意見もあり，疑われたら十分な薬物療法の試みも必要。

治療

治療の基本が人格の成長にあり，40 歳代までに自然軽快がみられることが多いので，自己破壊をマネージしつつ，抱えながらの治療継続性が重要である。ただ，治療経過中に取り扱いが困難な場面がたびたび出現することが予想される（例：患者を支持し落ち着かせようとした設定が逆に患者を退行させたりする。強烈な感情と行動の突出があり，行動の予測が難しく，治療的設定や患者の安全を図ることが難しい。治療側も患者に対して陰性感情を持つなど，自身の強烈な逆転移感情に圧倒されがちである）。

精神療法

- 安定した治療構造の確立：外来での面接時間，時間外受診の扱い，遅刻の扱いなどを含んで設定し，患者が受け入れないようであれば深追いせずに，いつでも再受診するように伝えていったん終診とする。患者は絶えず設定を揺り動かそうとするが，できるだけ持ちこたえることが長い目でみて患者を安定させる。
- より積極的な治療者の態度。
- 患者の怒りに対する忍耐。
- 行動の自己破壊性に目を向けさせる。
- 感情と行動につながりをつけること。
- 限界を設定する：自己破壊衝動が起きたらどのような対処をするべきかをあらかじめ伝え，どこまで外来でケアできるかを話し合っておく。
- 今ここでの関係に焦点づける。
- 逆転移感情のコントロール。

入院治療

現在の日本の医療事情においては，外来での治療を基礎として自己破壊的行動に対しての危機介入，緊急避難的短期入院が中心となる。また，社会生活の破綻（引きこもりや家庭内葛藤など）による治療的行き詰まりを切り開くための環境調整的入院がある。

入院時に入院のきっかけとなった問題の背景にある社会的，家庭的な人間関係の経緯などを振り返り，状況認識を明確にしていく。患者が自分自身の衝動の制御が可能であることを患者に繰り返し伝える。1 日のスケジュールの規則化と役割の明確化によって構造的に患者を支える。その支え方として，医師や看護師らの治療構造の代表的なものにボーダーラインシフトがある。

●ボーダーラインシフト

- 何かしてあげてはならない。
- 医師の指示以外のことを行ってはならない。
- 話を聞いてあげてもよいが，患者に入れあげない。
- 他のスタッフに対する批判を真に受けない。患者の話を真に受けない。自分に対する陰性感情は「症状」の1つと割り切ること。
- 起こしたことの責任を患者自身に引き受けさせること。
- 大丈夫と言ってあげること。
- 互いに情報を綿密に交換する。
- 自殺企図などの深刻な行動化が起こっていても，過剰反応しない。たじろがない。
- 患者の冗談やユーモアの才能を引き出すこと。
- 待つこと，我慢させることが治療の力になる。

（市橋秀夫：パーソナリティ障害―境界性人格障害の治療技法. 精神科治療学 13 増刊：p110，1998）

薬物療法

あくまでも補助的手段であり，保険適用の薬物療法はない。依存に陥りやすく過量服薬の危険性があることを認識したうえで，対症療法的に標的症状を明確化して最小限の投薬を行う。衝動性に対しては，少・中等量の非定型抗精神病薬が推奨されている。ベンゾジアゼピン系薬剤は，その投与により衝動性が増悪する危険性があり，依存性形成や乱用の観点からも，投与を控えることが望ましい。

●抑うつ気分に対して

処方例

パキシル CR（12.5 mg）1～4錠　分1

● 衝動性に対して

処方例

テグレトール（200 mg）2錠　分2
　200～400 mg から開始する。最大 1,000 mg 程度まで
セロクエル（25 mg）2錠　分2
　症状により 300 mg 程度まで増量できる。
シクレスト（5 mg）1～4錠　分1～分2

2　自己愛性パーソナリティ障害

narcissistic personality disorder：NPD

診断基準・DSM-5

誇大性（空想または行動における），賛美されたい欲求，共感の欠如の広範な様式で，成人期早期までに始まり，種々の状況で明らかになる。以下のうち５つ（またはそれ以上）によって示される。

（1）自分が重要であるという誇大的な感覚（例：業績や才能を誇張する，十分な業績がないにもかかわらず優れていると認められることを期待する）
（2）限りない成功，権力，才気，美しさ，あるいは理想的な愛の空想にとらわれている。
（3）自分が“特別”であり，独特であり，他の特別なまたは地位の高い人達（または団体）だけが理解しうる，または関係があるべきだ，と信じている。
（4）過剰な賛美を求める。
（5）特権意識（つまり，特別有利な取り計らい，または自分が期待すれば相手が自動的に従うことを理由もなく期待する）
（6）対人関係で相手を不当に利用する（すなわち，自分自身の目的を達成するために他人を利用する）。
（7）共感の欠如：他人の気持ちおよび欲求を認識しよう

としない，またはそれに気づこうとしない。

(8) しばしば他人に嫉妬する，または他人が自分に嫉妬していると思い込む。

(9) 尊大で傲慢な行動，または態度

（日本精神神経学会 日本語版用語監修，髙橋三郎・大野裕監訳：DSM-5 精神疾患の診断・統計マニュアル，p.661，医学書院，2014）

病態

「思い描いている自分；万能的・理想的・誇大的自己」と「取り柄のない自分；無能的自己」の間を常に揺れ動き，前者においては爽快で万能感に満ち，活動的であり，後者においては引きこもり抑うつ的で，自己評価は最低になる。そして，中心となる「等身大の自己」が欠落しているのがNPDの基本構造である。自己愛という字面とは逆説的に，自分を愛せないという深刻な病理（正常自己愛の獲得の失敗）を持ち，つねに自分が自分以上でなければならないという強迫観念に支配されている。また，対人関係においても「見下すか，見下されるか」「勝つか，負けるか」といった二者択一的な関係しか持てない。

NPDの基本症状（四徴）

●抑うつ

内因性うつ病者の印象と大差はないが，自責的傾向や責任感，協調性は欠如している。薬物療法が奏効しないことも特徴で，難治性うつ病では一度自己愛性パーソナリティ障害を疑う必要がある。

●引きこもり

現実と直面して挫折したときに，自己の栄光を維持するために社会から引きこもる。

●怒　り

自己の万能感が破壊されたときの反応。家庭内暴力や職場で上司・同僚・部下に対する暴言などといった形で現れる。

●強　迫

かりそめの完全を追求する。四徴のなかでは出現頻度は少ない。

通常患者は性格の諸特徴を巧妙に隠蔽し，自ら語らないため，操作的診断は現実的ではなく，診断に際しては，その特異的な病理構造から理解することが肝要である。

鑑別診断

パーソナリティ障害群は発育早期における母子の養育環境の歪みが影響するため，NPDとBPDを厳密に区別することは困難であり，両者が混同していることも多い。ただし，両者の病理は基本的にはかなり対比しており，治療戦略も異なるため，鑑別は重要である。BPDの基本症状は見捨てられ抑うつ，不安定な自己像，行動化，対人操作であり，このうち行動化（手首自傷や過量服薬などの自己破壊行動）が受診動機になることが多く，NPDに対して診断が比較的容易であるのは，これが標識になるからである。

治療

「等身大の自己」を発見し，育んでいくことが最大の治療目標となる。まず，主訴を明確化し，診断を確定したうえで，自己愛の病理構造を提示する。「誇大的自己」と「無能的自己」の２つの自分しかないこと，および等身大の自己が欠如していることを指摘する。怒りを吸収し，怒りを解釈して修正を図っていく。積極的に理想化転移（自分の理想の親になってほしい）を引き受ける。治療者の批判，侮辱は治療中断を起こすので注意する。以上のことなどがNPD治療のポイントになる。

精神療法

- 自己内界で生じる病理を自分の目に見えるように変換する。
- 自分の手で扱えるようにする。
- 治療目標を明確化・具体化し，自己修正を援助する。
- 批判的介入を行わない。
- 感情体験（「怒り」）を是認する。
- 「自己不信」に焦点を当て，「等身大の自己」の欠如を指摘する。
- 明確化・直面化・解釈を通じて行う力動的精神療法
- 依存欲求に適切に対応する。
- 常に今ここでの関係を原則とする。

薬物療法

二次的な精神症状に対して薬物療法を施行する。保険適用の薬物療法はない。抑うつや強迫に対してSSRIを用いたり，被害的・猜疑的・妄想的傾向や焦燥が強い場合は，少量の非定型抗精神病薬が奏効する場合もある。薬物治療はあくまでも対症的なものであり，時間をかけて人間的な成長を促すことが基本である。

●抑うつ，強迫に対して

処方例

パキシル（10 mg）1～4 錠　分 1
ルボックス（25 mg）2～4 錠　分 2

●妄想的念慮，焦燥に対して

処方例

テグレトール（200 mg）2 錠　分 2
リスパダール（1 mg）1～2 錠　分 1
ジプレキサ（2.5 mg）1～2 錠　分 1

point

パーソナリティ障害群

パーソナリティ障害群は急に治る疾患ではなく，患者の人格的な成長を待つことが大事である。近づきすぎず，離れすぎずの適切な距離感を保つことが必要である。

お勧めの図書

『境界性パーソナリティ障害〈日本版治療ガイドライン〉』牛島定信編，金剛出版，東京，2008
『精神科臨床ニューアプローチ 5　パーソナリティ障害・摂食障害』上島国利監，市橋秀夫編，メディカルレビュー，東京，2006
『パーソナリティ障害とは何か』牛島定信著，講談社，東京，2012

1 てんかん

epilepsy

DSM-5 に分類されない疾患であるため WHO の定義を示す。

定義・WHO

種々の病因に起因する慢性の脳疾患であり，大脳神経細胞の過剰な発射に由来する反復性の発作（てんかん発作）を主徴とし，変化に富んだ臨床・検査所見の表出を伴う。
（WHO 国際てんかん用語委員会編：てんかん事典．金原出版，東京，1974）

病態・鑑別診断

てんかん診療ではまず，解離性障害，失神，低血糖による意識障害，一過性脳虚血発作，一過性全健忘，アルコール離脱などを鑑別する必要がある。てんかんである場合には，発作からてんかんおよびてんかん症候群を診断することが重要である。脳波に関しては発作間欠期には異常波がみられないこともある。

てんかん発作

いずれのてんかん類型でも大発作（強直間代発作）は出現する可能性があるため，それ以外の発作の存在の確認が診断上重要となる。また，発作の頻度，起こる時間帯，誘発因子の有無，大発作のときは先行する前兆（単純部分発作）や発作後の一過性の片麻痺の存在なども確認する必要がある。例えば，特発性全般てんかんの大発作は朝起床後 2 時間以内や夕方に起こりやすいという傾向がある。以下に特に重要な発作の特徴を示した。

●焦点発作（意識障害を伴うもの・伴わないもの）

焦点となる大脳皮質の機能を反映して種々の臨床徴候を示す。

運動性（ピクつき，偏向性など），感覚性（視覚，聴覚，嗅覚性など），精神症状性（既視感，恐怖，夢幻様，言語障害など），自律神経症状性（嘔吐など）などに分類される。

意識減損を伴う場合，発作時に口部自動症や身振り自動症を伴うことがある。また，発作後にもうろう状態が数分から長いときで数10分みられることがある。

●全般発作

1．非運動発作（欠神発作）

突然意識消失し，突然回復する。持続は数秒から30秒と短い。倒れることは非常に少ない。

2．ミオクロニー発作

両上肢を中心とした一瞬のピクつきが多い。

3．間代発作

ミオクロニー発作が律動的に反復する。

4．強直発作

両上肢の挙上，伸展，叫声。

5．強直間代発作

強直けいれんから，次第に律動性の間代けいれんに移行する。

治療

てんかんの治療には薬物治療と手術があるが，薬物治療は単剤治療から始めるのが原則である。抗てんかん薬は血中濃度を測定しながら調整する。ベンゾジアゼピン系は耐性が生じ，一時的な効果しかみられないことが多い。

なお，初回発作に関しては，投薬しなくても2回目の発作が起きない例もあることから，原則として2回目の発作が起きるまで抗てんかん薬は投与しない方がよい。

手術については海馬硬化を伴う側頭葉てんかんは治療効果がよい。

ILAE 2017 年発作型分類—拡張版—

<table>
<tr><th colspan="2">焦点起始発作</th><th>全般起始発作</th><th>起始不明発作</th></tr>
<tr><td>焦点意識保持発作</td><td>焦点意識減損発作</td><td rowspan="2">全般運動発作
・強直間代発作
・間代発作
・強直発作
・ミオクロニー発作
・ミオクロニー強直間代発作
・ミオクロニー脱力発作
・脱力発作
・てんかん性スパズム

全般非運動発作（欠神発作）
・定型欠神発作
・非定型欠神発作
・ミオクロニー欠神発作
・眼瞼ミオクロニー</td><td>起始不明運動発作
・強直間代発作
・てんかん性スパズム

起始不明非運動発作
・動作停止</td></tr>
<tr><td colspan="2">焦点運動起始発作
・自動症発作
・脱力発作
・間代発作
・てんかん性スパズム
・運動亢進発作
・ミオクロニー発作
・強直発作

焦点非運動起始発作
・自律神経発作
・動作停止発作
・認知発作
・情動発作
・感覚発作</td><td>分類不能</td></tr>
<tr><td colspan="2">焦点起始両側強直間代発作</td><td></td><td></td></tr>
</table>

Fisher RS, Cross JH, French JA, et al.：Operational classification of seizure types by the International League Against Epilepsy：Position Paper of the ILAE Commission for Classification and Terminology. Epilepsia 58：522–530, 2017.〔日本語版：国際抗てんかん連盟によるてんかん発作型の操作的分類：ILAE 分類・用語委員会の公式声明（日本てんかん学会分類・用語委員会編集，中川英二，日暮憲道，加藤昌明監修）．てんかん研究 37：15–23，2019 より引用一部改変〕

●全般発作

処方例

デパケン（200 mg）2～6 錠　分 2

有効血中濃度 50～100 μg/mL にする。

【イーケプラの併用】

デパケン（200 mg）2～6 錠　分 2

イーケプラ（500 mg）2～6 錠

1 日量 1,000 mg で開始し，維持する。症状により 1 日量 3,000 mg を超えない範囲で適宜増減する。

【ラミクタールの併用】

デパケン（200 mg）2～6 錠　分 2

ラミクタール（25 mg）4～8 錠　分 2

ラミクタールはデパケンや同薬のグルクロン酸抱合を誘導しない薬剤と併用する場合は，有害事象である発疹などの皮膚障害の出現頻度を減じるために，投与開始最初の 2 週間は 1 日 25 mg を隔日処方し，次の 2 週間は 1 日 25 mg を連日処方する。以降は維持量まで 1～2 週ごとに 25～50 mg を漸増する。併用時のラミクタールの最高用量は 200 mg までである。

●焦点発作

処方例

テグレトール（200 mg）2～6 錠　分 2～4

100～200 mg から開始し，漸増する。有効血中濃度は 4～12 μg/mL である。

トピナ（50 mg）4～8 錠　分 2

1 日量 50 mg で開始し，1 週間以上の間隔をあけて漸増し，維持量は 200～400 mg とする。症状により増減し，1 日最高投与量は 600 mg である。

ラミクタール（25 mg）4～8 錠　分 2

投与開始最初の 2 週間は 1 日 50 mg を処方し，次の 2 週間は 1 日 100 mg を処方する。以後は症状により増減する。

フィコンパ（2 mg）4～6 錠　分 1

1 日 2 mg で開始し，1 週間以上の間隔をあけて 2 mg ずつ漸増する。本剤の代謝を促進する抗てんかん薬を併用しない場合の維持用量は 1 日 1 回 8 mg，併用する場合は 1 日 1 回 8～12 mg とする。

ビムパット（50 mg）4～8 錠

1 日 100 mg で開始し，1 週間以上の間隔をあけて維持用量を 1 日 200 mg とする。症状により 1 日 400 mg を超えない範囲で適宜増減する。いずれも 1 日 2 回に分けて経口投与する。

イーケプラ（500 mg）2～6 錠　分 2

1 日量 1,000 mg で開始し，維持する。症状により，1 日量 3,000 mg を超えない範囲で適宜増減する。

抗てんかん薬の副作用

テグレトールによる発疹・白血球減少・複視，デパケンによる高アンモニア血症・血小板減少・脱毛，アレビアチンによる歯肉増殖・多毛・運動失調，ザロンチンやエクセグランによる幻覚・妄想状態の誘発などがある。

妊娠中の投薬について

単剤よりも２剤，３剤と増えるほど催奇形性は大きくなる。デパケンの投与，テグレトールを含む多剤併用投与は二分脊椎の発生の可能性があり避けた方がよい。単剤投与を原則とし，投与量は必要最低限とする。イーケプラ，ラミクタールの単剤使用は奇形発現率が低い。

てんかんと精神症状

一部の患者で精神症状を伴うものがある。精神症状には発作自体としての精神症状，発作を認めないときの挿間性の精神症状などがある。挿間性のものとして交代性精神病やてんかん精神病がよく知られている。

特異てんかん症候群

進行性の知能障害，運動障害を伴うものは脳変性疾患によるものが多い。ミオクローヌスとてんかん発作，認知症，小脳失調を主症状とするものに進行性ミオクローヌスてんかんがある。これには原因としていくつかの疾患がある。

高齢者とてんかん

社会の高齢化に伴って，65 歳以上の高齢者でも多く発症することが報告されるようになった。非けいれん性が多く，全般発作は少なく，発作時もうろう状態の遷延や，重積発作と認知症の鑑別にも注意が必要である。

point

てんかん

見た目に激しいけいれん発作に注目しがちだが，むしろ診断・治療上，より有益な小さな発作を見落とさないことが大切である。

お勧めの図書

『てんかん学ハンドブック第４版』兼本浩祐著，医学書院，東京，2018

『てんかん学の臨床』久郷敏明著，星和書店，東京，1996

『てんかん治療ガイドライン 2018』日本神経学会監修，医学書院，東京，2018

参考　主な抗てんかん薬の代表的な副作用

薬剤名（一般名）	特異体質による副作用	用量依存性副作用	長期服用に伴う副作用
カルバマゼピン	皮疹，肝障害，汎血球減少（pancytopenia），血小板減少，SJS，TEN，DIHS	複視，眼振，めまい，運動失調，眠気，嘔気，低Na血症，心伝導系障害・心不全，認知機能低下，聴覚異常	骨粗鬆症
クロバザム	まれ	眠気，失調，行動異常，流涎	
クロナゼパム	まれ	眠気，失調，行動異常，流涎	
エトスクシミド	皮疹，汎血球減少	眠気，行動異常	
ガバペンチン	まれ	めまい，運動失調，眠気，ミオクローヌス	体重増加
ラモトリギン	皮疹，肝障害，汎血球減少，血小板減少，SJS，TEN，DIHS	眠気，めまい，複視，興奮	
レベチラセタム	まれ	眠気，行動異常，不機嫌	
フェノバルビタール	皮疹，肝障害，汎血球減少，血小板減少，SJS，TEN，DIHS	めまい，運動失調，眠気，認知機能低下	骨粗鬆症
フェニトイン	皮疹，肝障害，汎血球減少，血小板減少，SJS，TEN，DIHS	複視，眼振，めまい，運動失調，眠気，末梢神経障害，心伝導系障害・心不全，固定姿勢保持困難（asterixis）	小脳萎縮，多毛，歯肉増殖，骨粗鬆症
プリミドン	皮疹，肝障害，汎血球減少，血小板減少，SJS，TEN，DIHS	めまい，運動失調，眠気	骨粗鬆症
バルプロ酸	膵炎，肝障害	血小板減少，振戦，低Na血症，アンモニアの増加，パーキンソン症候群	体重増加，脱毛，骨粗鬆症
トピラマート	まれ	食欲不振，精神症状，眠気，言語症状，代謝性アシドーシス，発汗減少	尿路結石，体重減少
ゾニサミド	まれ	食欲不振，精神症状，眠気，言語症状，代謝性アシドーシス，発汗減少，認知機能低下	尿路結石
ルフィナミド	薬剤性過敏症症候群，SJS，てんかん重積状態，攻撃性，QT間隔の短縮	食欲減退，眠気	
スチリペントール	注意欠如多動症，多弁，睡眠障害，攻撃性，QT延長	傾眠，不眠，食欲減退，運動失調	
スルチアム	発疹，白血球減少，呼吸促迫，知覚障害	食欲不振，眠気	

SJS：Stevens–Johnson症候群，TEN：中毒性表皮融解壊死症，DIHS：薬剤性過敏症症候群
〔処方にあたっては各薬剤の添付文書を参照すること〕
（『てんかん治療ガイドライン2018』日本神経学会監修，医学書院，東京，2018より転載）

1　緩和ケア（精神症状）

palliative care（psychological symptom）

定義・WHO

緩和ケアとは，生命を脅かす疾患による問題に直面している患者とその家族に対して，疼痛や身体的問題，心理社会的問題，スピリチュアルな問題を早期から正確にアセスメントし，解決することにより，苦痛の予防と軽減を図り，生活の質（QOL）を改善させるためのアプローチである。
(WHO ホームページ：http://www.who.int/cancer/palliative/definition/en/)

病態

現在わが国において，2 人に 1 人が一生のうちに一度はがんに罹患し，3 人に 1 人はがんで亡くなっている。患者数の増加傾向と，治療の質の向上に伴い，心理社会的問題，スピリチュアルな問題への評価と対処も重要視されてきた。死を迎える人の精神状態を研究したキュブラー・ロスによると，すべての患者に当てはまるわけではないが，治癒する見込みのない患者は，否認，怒り，取引，抑うつ，受容といった死の 5 段階を経験し，その過程ではさまざまな精神症状を呈するとされている。

精神医学的診断としては，適応障害，うつ病，せん妄の 3 つが頻度の上位を占め，終末期になるにつれてせん妄の相対的頻度は増加する。患者自身の要因（身体症状，治療意欲・意思決定，事故・自殺など），介護者の要因（家族自身の気持ち，患者とのコミュニケーション不足など），医療者側の要因（治療方針，長期化，疲弊など）を考慮したうえで，その精神症状について，診断だけでなく，それらの要因についても適切に評価し，対処することが必要である。

また，適応障害，うつ病は，がんであれば落ち込んで当たり前との医療者の思い込みから見逃されたり，できればかかわりたくないという苦手意識により対処が十分されなかったり，せん妄では，不眠症と診断して睡眠薬を投与し，せん妄を増悪させてしまうことなどが見受けられる。

鑑別診断・治療

がん患者は，背景に身体症状や家族間の問題などが存在することがあり，精神的側面だけでなく身体的痛み，心理社会的な痛み，スピリチュアルペインといったトータルペインの視点に立って考えることが必要である。また，不安焦燥に関して，吐き気止めとして使用されるノバミンなどの抗精神病薬によるアカシジアが原因のこともあり，注意が必要である。

適応障害

処方例

ソラナックス（0.4 mg）1～2 錠　分 1～2　食後
　ふらつき，眠気などの副作用に注意し，少量より開始

うつ病

がんになれば落ち込むのは当たり前と思わずしっかりと評価すること，抑うつの有無を観察のみに頼らず直接患者に問うこと，不眠，食欲低下，全身倦怠感などがんによる身体症状や抗がん治療によって起こると考えられるものも，うつ病の診断基準に気をつけ評価することが大事である。また，ステロイドによる気分への影響も注意が必要である。

処方例

ソラナックス（0.4 mg）1～2 錠　分 1～2　食後
　1 週間程度で評価し改善しない場合
ジェイゾロフト（25 mg）1～3 錠　分 1　夕食後
　ふらつき，眠気などの副作用に注意し，少量より開始
※病状においては，併用で開始することもある。
※ルボックスは，CYP3A4 を軽度阻害するため，同酵素で代謝される薬物の血中濃度を上昇させる可能性がある。骨髄移植時には CYP3A4 により代謝されるシクロスポリンが使用されるので，相互作用に注意を払う。
　また，パキシルは CYP2D6 の強い阻害作用を持つ。タモキシフェンによるホルモン療法を受けている乳がん患者に対しての投与には注意を要する。タモキシフェンの，抗腫瘍効果を持つ活性代謝物エンドキシフェンへの代謝が阻害され，その

血漿中濃度が低下する。パキシルとタモキシフェンの併用により，乳がん死亡リスクが上昇することが示されている。ジェイゾロフトとレクサプロは，薬物相互作用が比較的少ないとされる。

せん妄

低活動型せん妄は，不安，焦燥，抑うつなど，うつ病と類似した症状を呈するため，必ずせん妄であることを確認しなければならない。安易に抗不安薬や睡眠薬を投与すると，過活動型せん妄を惹起または増悪させ，対応に苦慮することがしばしばある。

せん妄の原因がオピオイドや抗不安薬や睡眠薬などの薬剤起因の場合や，脱水，感染，高カルシウム血症などの場合は，原因への対処が可能であれば改善の見込みは高い。しかし，終末期など原因が多岐にわたる場合には，対処が難しく完全な改善は難しい。

薬物治療は抗精神病薬が中心だが，完全な改善が難しいせん妄では，興奮の緩和などを目標にベンゾジアゼピン系薬剤と抗精神病薬とを併用する。

処方例

セロクエル（25 mg）1～2 錠　就寝前を開始量として使用
リスパダール内用液　0.5 mg　就寝前を開始量として使用
ジプレキサ（2.5 mg）1 錠　就寝前を開始量として使用

●せん妄の発症・再発の予防に対して

処方例

ロゼレム（8 mg）1 錠　就寝前
　ルボックスは併用禁忌
ベルソムラ（15 mg）1 錠　あるいは（20 mg）1 錠　就寝前
　CYP3A を強く阻害する薬剤（イトラコナゾール，クラリスロマイシン，リトナビル，サキナビル，ネルフィナビル，インジナビル，テラプレビル，ボリコナゾール）とは併用禁忌。高齢者は 15 mg が上限。

point

緩和ケア（精神症状）
- “がんであれば落ち込んで当たり前”と思ってはならない。
- 精神症状の評価において意識障害の有無を必ず最初に評価すべきである。

お勧めの図書・URL

『緩和医療における精神医学ハンドブック』Harvey Max Chochinov・William Breitbart 編，内富庸介監訳，星和書店，東京，2001
『緩和ケア普及のための地域プロジェクト』http://gankanwa.umin.jp/

1 抗精神病薬

antipsychotic agents

抗精神病薬とは

メジャートランキライザー（major tranquilizer）とも呼ばれる，抗幻覚・妄想作用を有する薬物の総称である。統合失調症のほかに双極性障害，抑うつ障害群，神経認知障害群などに使用する。二次性の精神病状態（症状精神病，器質精神病）であるならば，その原疾患に対する必要な処置をすると同時に抗精神病薬療法を始める。ただし，二次性の場合には，統合失調症より耐性が低く，副作用が出やすいので注意が必要である。

コントミン，レボトミン，セレネースなどの従来から使用されている薬物を定型抗精神病薬と呼び，ジプレキサ，リスパダール，ルーラン，セロクエル，エビリファイ，ロナセン，クロザリルなどの錐体外路症状，高プロラクチン血症などの副作用の少ない新しい薬を非定型抗精神病薬と呼んでいる。

種類

（経口薬のみ）

商品名	一般名	剤型	初期投与量(mg)	最大投与量(mg)
非定型抗精神病薬				
リスパダール	リスペリドン	錠剤，細粒，口腔内崩壊錠，液剤	2	12
インヴェガ	パリペリドン	徐放剤	6	12
ロナセン	ブロナンセリン	錠剤	4	24
ロナセンテープ	ブロナンセリン	貼付剤	40	80
ジプレキサ	オランザピン	錠剤，口腔内崩壊錠，細粒	5	20
セロクエル	クエチアピン	錠剤，細粒	50	750
シクレスト	アセナピン	舌下錠	10	20

（次頁へ続く）

商品名	一般名	剤型	初期投与量（mg）	最大投与量（mg）
クロザリル	クロザピン	錠剤	12.5	600
エビリファイ	アリピプラゾール	錠剤，口腔内崩壊錠，散剤，液剤	6	30
レキサルティ	ブレクスピプラゾール	錠剤	1	2
ルーラン	ペロスピロン	錠剤	12	48
ロドピン	ゾテピン	錠剤，細粒	75	450
定型抗精神病薬				
セレネース	ハロペリドール	錠剤，細粒，液剤	0.75	6
インプロメン	ブロムペリドール	錠剤，細粒	3	36
コントミン ウインタミン	クロルプロマジン	錠剤	30	450
ヒルナミン レボトミン	レボメプロマジン	錠剤，散剤，顆粒（レボトミン），細粒（ヒルナミン）	25	200

すべての薬剤に共通する禁忌薬剤はエピネフリンである。ジプレキサとセロクエルの経口薬は糖尿病患者での使用は禁忌となっている。リスパダールは代謝産物も活性を持つことと，腎排泄であることから，腎機能低下患者には投与量を減らすか，他の薬剤を検討する。

使用法

初発患者

最も多くの薬剤が利用できるのはもちろん経口投与であり，患者の病識，治療に対する自主性などの面からも可能な限り経口投与を基本とすべきである。

原則的に，初発の幻覚・妄想などの症状には，非定型抗精神病薬単剤による治療を行う。

再発患者

再発の場合，これまでの治療歴を調べ，以前に効果のあった薬剤を使うことが賢明である。これまで服用していた薬剤が効いていない場合，単に作用がなかっただけならば，同じ薬剤の増量を試みる。錐体外路症状などを呈した場合には，抗パーキンソン病薬を加えるか，この副作用を呈する頻度の少ない薬剤を試みる。

興奮の激しいときなど

特に急性期においては治療に対する理解がなく拒薬したり，興奮が強く内服の困難なことも多い。早急な鎮静を必要とすることもあり，そのようなときには注射剤を使用する。病識に乏しくても患者に治療の必要性を説明し，強制的な印象を与えない配慮が必要である。ジプレキサ筋注用製剤（1 V＝10 mg）は統合失調症における精神運動興奮状態に適応があり，投与後 15 分程度で効果発現がみられる。またセレネース（1 A＝5 mg）は比較的安全に使用でき，筋肉注射，静脈注射ともに可能である。過去にはより鎮静作用の強い薬としてはヒルナミン（1 A＝25 mg）筋注があったが，心停止などの危険があるため避けた方がよい。筋肉注射は，効果の発現が約 30 分前後と速い。セレネース筋注の際のパーキンソニズム予防として，アキネトン（1 A＝5 mg）またはヒベルナ（1 A＝25 mg）を抗精神病薬 1 A あたり 0.5〜1 A を混注として使用した方がよい。なお，静脈内投与から経口投与に変更する場合，等価な用量は 3〜5 倍といわれている。

経口薬でもリスパダール内用液やシクレスト舌下錠は，効果発現時間が速く，急性期の興奮状態の鎮静のための頓用使用に適した剤形である。

服薬アドヒアランスの悪い患者

抗精神病薬には時効性抗精神病薬（デポ剤）と呼ばれる持続的に作用する注射製剤がある。現在，ゼプリオン水懸筋注やエビリファイ持続性水懸筋注などが使用可能であり，主に統合失調症の維持療法に使用される。また，ゼプリオン水懸筋注やエビリファイ持続性水懸筋注は再発予防効果が高く，急性期治療時においての経口剤からの切り替えも有効である。また，高齢患者などで経口摂取が困難であったり，介護を要するケースでは，貼付剤形であるロナセンテープが急性期治療から有効である。

短所としては，重篤な副作用が出現しても血中濃度が下がるのに時間がかかること，柔軟な用量設定ができないことである。指定された間隔で投与した場合，3〜5 回で安定した血中濃度となるため，導入は入院中に行われることが望ましい。ハロマンスでは，注射部位に持続性の浮腫，発赤，拍動性の硬結などの局所反応が生じることがある。

統合失調症以外の疾患に対する使用

躁病で興奮の強い場合には，鎮静作用の強いロドピンや，ジプレキサ，リスパダールを使用することが多い。

うつ病にも用いることがあり，焦燥感が強い場合にレボトミンを少量（5～15 mg）就寝前に使用したり，激越性うつ病ではリスパダール，セレネースを抗うつ薬と併用したりする。

その他は疾患各論を参照されたい。

離脱症状

抗精神病薬は，基本的にすぐに中止しても問題ないことが多いが，ときにコリン作動性反跳（悪心・嘔吐，不快，不眠など），離脱性ジスキネジア，悪性症候群が起こることがある。なお，併用している抗コリン性の抗パーキンソン病薬は漸減しなければならない。

切り替え

反応を示した薬剤は十分量を十分な期間（4 週間以上）用い，それでも効果不十分ならば切り替えを考慮する。上乗せ・漸減法が安全である。例えばジプレキサに切り替える場合，ジプレキサを 5mg1 日 1 回投与で開始する。1 週間ごとに，ジプレキサを 5 mg 程度増量し，服用中の抗精神病薬を等価な量程度漸減していく。2～3 週で完全に入れ替える。抗パーキンソン病薬は残しておくのがよい。

急性期治療で考慮する抗精神病薬剤形

薬剤	エビリファイ持続性水懸筋注，ゼプリオン水懸筋注	ロナセンテープ	シクレスト舌下錠
特徴	●再発予防効果が高い ●経口剤で症状安定後に導入	●経口摂取が難しい患者・要介護患者の負担軽減 ●持効性ではない（貼り替え）	●即効性が期待 ●舌下錠のため維持期のアドヒアランスの低下懸念
適応を検討する状態	急性期からの経口剤からの切り替え時	高齢患者・要介護状態の患者	精神運動興奮時の頓用使用時

石塚卓也（長谷川病院）講演スライドより改変

point

基本的には，抗精神病薬は 1 種類を十分量使用するよう心がける。

副作用

錐体外路症状（EPS）

●早発症状

1．急性ジストニア

眼球上転，舌突出などの不随意運動で，咽喉頭狭窄を来すと呼吸困難になることもある。対処はアキネトンの筋肉注射，セルシンの静脈注射。

2．パーキンソニズム

寡動，固縮，振戦。特発性のパーキンソン病に比べ，症状が左右対称性に出現することが多い。抗コリン薬やシンメトレル，抗ヒスタミン薬を使用する。

3．アカシジア

じっと静座していられない症状。アカシジアに伴って焦燥感，易刺激性，不安が生じる。精神症状の悪化と見誤らないよう注意が必要。抗精神病薬の減量が必要だが，抗コリン薬，ベンゾジアゼピン系の頓用でも可である。

4．急性ジスキネジア

四肢，口，顔面の舞踏病アテトーゼ様運動。遅発性と違い，四肢に多く，抗精神病薬の減量または抗コリン薬で容易に改善する。

●遅発症状

1．遅発性ジスキネジア

6 ヵ月以上の後に出現する，不快な不随意運動で，口・頬・舌・下顎に多く，四肢，体幹には少ない。有効といえる薬剤は存在せず，抗精神病薬の減量，中止，変更が必要である。非定型抗精神病薬はそのリスクが少ないといわれている。

2．遅発性ジストニア

持続的で難治。顔面や頸部の筋が侵されることが多い。

3．遅発性アカシジア

抗精神病薬の減量や中断で始まることが多い。アドヒアランスのサインにもなる。典型的な症状は立っているときに足を交互に踏みながら体を左右に揺らす。

心血管系への影響

低力価抗精神病薬の方が，高力価よりも心毒性は強い。QT 延長から torsade de pointes（TdP）と呼ばれる重症の心室頻拍を引き起こすと致死的になるため注意が必要である。また，α_1受容体遮断作用により，起立性低血圧が起こるので，特に高齢者では注意すべきである。抗精神病薬服用患者では，このα_1受容体遮断作用のためにボスミンを投与してもα刺激作用が発揮されず，β刺激作用のみが残り，血管が拡張し，逆説的に血圧低下をもたらす。したがって，抗精神病薬服用患者の昇圧にはノルアドレナリンやイノバン，メトリジン（α_1刺激作用を有する）を用いなければならない。

水中毒，悪性症候群

19 章（p. 167）を参照。

その他の副作用

主なものは以下の通り。

- 便秘，排尿障害
- 無顆粒球症
- 深部静脈血栓症
- 射精・勃起・オルガズム障害
- 光線過敏症
- 肝機能障害
- 高血糖，糖尿性ケトアシドーシス（ジプレキサ，セロクエルともに糖尿病患者には投与禁）

クロザリルについて

無顆粒球症と高血糖の副作用が知られているので，クロザリルによる治療は入院で開始し，投薬中は必ず血液検査・血糖検査を行う。

2 抗うつ薬
antidepressants

うつ病・うつ状態に対する治療薬として，わが国を含めた世界的なガイドラインでは，安全性・有効性の観点から新規抗うつ薬である選択的セロトニン再取り込み阻害薬（selective serotonin reuptake inhibitor：SSRI）やセロトニン・ノルアドレナリン再取り込み阻害薬（serotonin-noradrenaline reuptake inhibitor：SNRI），ノルアドレナリン作動性・特異的セロトニン作動性抗うつ薬（noradrenergic and specific serotonergic antidepressant：NaSSA）を第一選択薬としている。しかし，三環系抗うつ薬，四環系抗うつ薬も同様に第一選択薬となりうる。また，近年ではSSRIのうつ病・うつ状態以外の疾患・病態に対する効果が認められ，使用されている。

SSRIの適応症

有効性が確認されているのは，うつ病・うつ状態，パニック障害，強迫性障害，社交不安障害，全般性不安障害，摂食障害などである。保険適用上は，パキシルはうつ病・うつ状態，パニック障害，強迫性障害，ルボックスはうつ病・うつ状態，社交不安障害，強迫性障害，ジェイゾロフトはうつ病・うつ状態，パニック障害，レクサプロはうつ病・うつ状態・社交不安障害である。しかし，近年SSRIは不安障害に対する薬物治療の第一選択薬とまでいわれるようになってきている。

種類

商品名（mg，錠剤）	一般名	初期投与（mg）	最大投与（mg）
SSRI			
パキシルCR（12.5，25）	パロキセチン	12.5	50
レクサプロ（10）	エスシタロプラム	10	20
ルボックス（25，50）	フルボキサミン	10	150
ジェイゾロフト（25，50）	セルトラリン	25	100
SNRI			
トレドミン（15，25，50） 高齢者	ミルナシプラン	50 30	200 60
サインバルタ（20，30）	デュロキセチン	20	60
イフェクサー（37.5，75）	ベンラファキシン	37.5	225

（次頁へ続く）

商品名（mg，錠剤）	一般名	初期投与（mg）	最大投与（mg）
NaSSA			
リフレックス，レメロン（15）	ミルタザピン	15	45
四環系抗うつ薬			
ルジオミール（10，25）	マプロチリン	30	75
テトラミド（10）	ミアンセリン	30	60
三環系抗うつ薬			
トフラニール（10，25）	イミプラミン	50	200
トリプタノール（10，25）	アミトリプチリン	50	150
ノリトレン（10，25）	ノルトリプチリン	20	150
アナフラニール（10，25）	クロミプラミン	50	225
アモキサン（25，50）	アモキサピン	50	300
その他			
レスリン（25，50）	トラゾドン	50	200
ドグマチール（50，細粒）	スルピリド	100	300

※イフェクサーは1日37.5 mgを初期用量として1週間後から1日75 mgまで増量する。

使用法

- 臨床上の効果が認められるには，1～2週間の連続投与が必要であり，このことも含めて効果判定する必要がある。

処方例

パキシルCR（12.5 mg）1錠　分1
　→　（1～2週間後）2錠　分1
ルボックス（25 mg）2錠　分2
　→　（1～2週間後）4錠　分2
トレドミン（25 mg）2錠　分2
　→　（1～2週間後）4錠　分2

以上のように，初期投与量から効果判定しながら1～2週ごとに漸増する。基本的に効果の発現には時間ががかる一方で，副作用は服薬後早期から生じる可能性がある。患者が自己判断で服薬を中断することを防ぐために，薬物治療の目的と予想される治療経過について，あらかじめ患者に説明しておくことが望ましい。

- 患者によって思いがけない副作用を生じる可能性があり，少量から投与開始し，SSRIであれば悪心・嘔吐などの消化器症状の出現に注意しながら漸増していく。また，高齢者に使用する場合は副作用は出現するものと考え，少量から投与していく。
- 最大投与量で4週間連続投与を行ってもほとんど反応がない場合は，他の薬剤を考慮する。基本的に1種類ずつ投与し効果判定を行い，多剤併用ではなく単剤投与を目指す。
- 一部の症状に改善がみられる場合（部分反応）は増強療法も検討する。リーマスや非定型抗精神病薬が候補となるが，その多くが適応外であるため注意が必要である。
- すべての抗うつ薬についていえるのは，初期用量を守り，効果と副作用に注意しながらゆっくりと増量していき，効果不十分な場合は最大投与量まで増量することである。
- 上記のように，効果判定を行いながら薬物調整していくが，特にパニック障害，強迫性障害，社交不安障害，全般性不安障害などに対しての効果発現には時間がかかるといえるため，投与開始後から4～6週目の効果判定が重要となる。
- 睡眠障害の強い患者に対してレスリンやテトラミドを就寝前に服用させることがある。
- 内服薬が困難なときは注射剤を使用する。生理食塩水か5%ブドウ糖500 mLにアナフラニールを1 A（25 mg）を加え2～3時間で投与する。その後，漸増し1回3 Aまで増量可能である。

副作用

- 従来の三環系および四環系抗うつ薬の副作用としては抗コリン作用（便秘，口渇，目のかすみ，排尿困難，せん妄），抗α_1作用（起立性低血圧），抗ヒスタミン作用（眠気，肥満），心伝導系への影響（三環系抗うつ薬の大量服薬は致死的）がみられる。
- SSRIやSNRIでは副作用が少ないといわれているが，注意すべき副作用として，SSRIでは悪心，性機能障害，SNRIでは頻度は少ないが排尿障害がある。
- SSRIやSNRIを増量した際に，まれにセロトニン症候群と呼ばれる発熱，筋強剛や反射亢進などの神経筋症状，錯乱や軽躁などの精神状態の変化などがみられる。

- ほとんどの抗うつ薬で共通する併用禁忌薬剤はMAO阻害薬であり，SSRIではオーラップが禁忌となることが多い。ルボックスではほかにテルネリン，ロゼレムが禁忌となる。SSRIと他の薬物を併用するときには相互作用が問題となる。例えば，パキシルはCYP2D6を阻害する作用が特に強いため，セレネースやリスパダール，三環系抗うつ薬，抗てんかん薬，ストラテラ，ワルファリン，ジゴキシンなどの血中濃度が変化することに注意する必要がある。ルボックスはCYP1A2，CYP2C19，CYP3A4など多くの酵素を阻害し，向精神薬だけではなく経口血糖降下薬や降圧薬，喘息治療薬などと相互作用を示すため併用時には十分な観察が必要である。
- 抗うつ薬の内服により，一過性に不安，焦燥，易刺激性などが亢進する賦活症候群（activation syndrome）の存在がマスコミをにぎわせたが，現在のところ決定的なエビデンスは存在しない。しかし，自殺関連行動のリスクもあり注意が必要である。
- 投与中止にあたり，すべての抗うつ薬には離脱症状（withdrawal symptom）が認められ，特にSSRIでは顕著であるので注意しながら漸減する。離脱症状とは，めまい，悪心，ふらつき，疲労感，イライラ，気分悪化，インフルエンザ様症状など非特異的な症状である。離脱症状は中止1～3日後から出現し10日以内に消失することが多いが，重症化することもあり，最大限の注意が必要である。
- 抗うつ薬使用時に，まれに躁状態・せん妄を呈す可能性もある。そのような場合は離脱症状のことと，せん妄・躁状態により起こる危険性とを説明したうえで，早急に中止することが望ましい。

患者への説明

抗うつ薬投与時の患者への説明のポイント

- 効果出現前に副作用が出現する可能性があること。
- 副作用は内服を継続するうちに改善するケースもある。例えばSSRIであれば，投与開始初期に悪心が出現することが多いが，次第に慣れが生じること。
- 急に服薬を中止すると，めまい，悪心，ふらつき，疲労感，イライラ，気分悪化，インフルエンザ様症状などの離脱症状が出現する可能性が高く，医師の指導のもと漸減する必要があること。このため，自己中断は危険であること。

3 抗躁薬（気分安定薬）

mood stabilizers

リーマスの使用法

- 躁病の軽症例はリーマス単独療法で十分治療できるが，効果発現までに 2〜3 週間かかる。
- 重症の急性躁状態の治療には抗精神病薬（例：リスパダール，ジプレキサ，ロドピンなど）を併用することが多い。
- 有効血中濃度と中毒域が近いため，重篤な中毒症状を生じることがあるので，血中濃度を測定しながら使用しなければならない。投与初期または増量時には週に 2〜3 回の測定が必要である。維持期には，月 1 回程度の測定が必要となる。治療域の血中濃度は（最終内服後 12 時間の採血で）0.6〜1.20 mEq/L である。
- 服用後初期に，口渇，嘔気，手指振戦などが認められる。
- 過量服薬や，腎機能低下により血中濃度が上昇する（2.0 mEq/L 以上）と中毒症状を生じる。発熱，悪心，振戦に続き，眠気，めまい，錯乱，粗大な振戦，構語障害などが認められる。さらに進行すると，筋攣縮，意識障害，昏迷，けいれんなどが生じ，心循環系虚脱状態に陥り死亡する。血中濃度 3.5 mEq/L 以上では死亡する例が多い。ラシックスなどのループ利尿薬はリーマスの腎での再吸収を促し，血中濃度を上昇させるので併用は避ける。
- 中毒症状の治療は，投与中止と，リーマスの体内からの排泄である。排泄には，強制利尿と透析が有効であり，生理食塩水による強制利尿を即座に行い，3.0 mEq/L 以上あった場合は血液透析を行う。
- 長期服用すると，甲状腺機能低下症が生じて T_3，T_4が低下し，TSH が上昇する可能性がある。定期的な検査が必要である。
- 長期服用すると，房室ブロックを生じる可能性があり，定期的に心電図検査を行わなければならない。

テグレトールの使用法

- 急性の躁状態あるいは双極性障害の予防，特に難治性の急速交代型（ラピッドサイクラー）の治療に有効であることがある。
- 副作用は多く，めまい，眠気，皮疹などのほか，良性の白血球減少症から重篤な顆粒球減少症や再生不良性貧血，皮膚粘膜眼症候群（Stevens–Johnson syndrome）などを生じることがある。

デパケンの使用法

- 急性の躁病，不機嫌な躁病に有効である。
- 副作用は比較的少ないが，悪心・嘔吐，下痢などの消化器症状をはじめ，血小板減少症，肝機能障害，過鎮静などが認められることがある。高アンモニア血症を生じることがあり，錯乱，傾眠を生じるが減量で改善する。

ラミクタールの使用法

- 双極性障害の気分エピソードの再発・再燃抑制に用いられる。また，双極性障害のうつ病相にも効果があると報告されている。
- 併用する薬剤によって，薬物動態が変化する。特にデパケンやテグレトールなどの抗てんかん薬との併用時には注意を要する。重篤な副作用としてStevens–Johnson syndromeなどの皮膚障害があり，デパケンとの併用でそのリスクは増加するため，慎重に用量を設定する。

4 抗不安薬
anxiolytics

抗不安薬はマイナートランキライザー（minor tranquilizer）とも呼ばれ，抗精神病薬（メジャートランキライザー）とともに精神科薬物治療において不可欠な薬剤である。

種類

商品名	剤型	用量・用法（mg，成人1日）	特徴
短時間作用型（半減期10時間以内）			
デパス	細1% 錠0.5，1mg	1.5〜3 分3	うつ病や緊張型頭痛，睡眠障害にも使用される。睡眠障害には就寝前に1〜3mgを1回投与する。
リーゼ	顆10% 錠5，10mg	15〜30 分3	筋弛緩作用が比較的弱く，高齢者などに使用しやすい。
グランダキシン	細10% 錠50mg	150 分3	更年期障害に保険適用があり，婦人科領域で好まれて使用される。
中時間作用型（半減期10〜20時間）			
ソラナックス	錠0.4，0.8mg	1.2〜2.4 分3〜4	筋弛緩作用が強くないわりに，抗不安・抗うつ作用が強い。パニック発作に使用しやすい。
ワイパックス	錠0.5，1mg	1〜3 分2〜3	代謝が単純で身体合併症などに使用しやすい。
レキソタン	細1% 錠1，2，5mg	3〜15 分2〜3	強力な抗不安・鎮静作用があり，恐怖や強迫に対しても有効。
長時間作用型（半減期20時間以上）			
セルシン	散1% 錠2，5，10mg シロップ0.1% 注5mg/1mL/1A 10mg/2mL/1A	4〜15 分2〜4	代表的な抗不安薬。注射剤があり，身体合併症や救急の場面など幅広く使用される。
セパゾン	散1% 錠1，2mg	3〜12 分3	1日中不安が強いタイプに有効。
セレナール	錠5，10mg	30〜60 分3	代謝が単純で，眠気などの副作用が少ない。
リボトリール	細0.1%，0.5% 錠0.5，1，2mg	2〜6 分1〜3	抗けいれん作用が強い。てんかん，restless legs syndromeやアカシジアなどにも使用される。
超長時間作用型（半減期90時間以上）			
メイラックス	細1% 錠1，2mg	2 分1〜2	1日1回投与が可能。効果発現は速い。副作用が少ない。
その他（セディールは作用機序の性質上，半減期と効果発現が一致しない）			
セディール	錠5，10mg	30〜60 分3	5-HT1A作動薬。依存性はほぼない。半減期は短いが効果発現は遅く，2週間ほど要する。
アタラックスP	散10% カプセル25，50mg シロップ0.5% ドライシロップ2.5% 注2.5%/1mL/1A 注5%/1mL/1A	75〜150 分3〜4	皮膚掻痒などの皮膚科領域にも適応がある。注射剤がある。

使用法

投与量は症状に合わせて調整する。高齢者や身体合併症患者には半量程度から開始する。一般に投与開始より数日程度で臨床効果が発現するため，開始から1〜2週間で初期効果を判定する（セディールはやや遅く2週間）。

初期効果の判定と方針

- 十分に改善している場合：同処方を継続する。
- 部分的に改善しているが，効果が今ひとつ不十分な場合：同薬剤を漸増し，十分量使用する。
- 無効，有害事象の出現，増悪を認めた場合：中止，変更，治療方針の再考を考慮する。

※投与よりおよそ1〜2ヵ月後に効果が最高となり，同処方を漫然と継続してもそれ以上の効果発現は期待できない。

※常用量でも依存形成の危険性はあり，症状が十分に安定しており，標的症状を来していた要因が減少あるいは消退していれば薬剤の漸減，中止を試みることが望ましい。長期間をかけて少量ずつ減量し，反跳現象・退薬症状（不眠，興奮，抑うつ，精神症状の悪化，食欲低下，嘔気，けいれん発作など）と標的症状の再燃とを間違わないように十分注意する。1〜2週ごとに1日量の1/4〜1/2ずつ減量していく方法がよい。

選択の手引き

抗うつ作用を有する

- うつ病などに使用。
  ➡セルシン，ワイパックス，デパス，セパゾン，ソラナックス，メイラックス，セディール

筋弛緩作用が弱い

- 高齢者などに使用しやすい。
  ➡リーゼ，ソラナックス，メイラックス，セディール

鎮静催眠作用が強い

- 不穏興奮や救急の場面で使用しやすい。
  ➡セルシン，ワイパックス，レキソタン，デパス，ソラナックス

作用時間が短く，作用が強い

- 頓服などとして使用しやすい。

➡ソラナックス，レキソタン，デパス，ワイパックス

代謝が単純

- 身体合併症患者や高齢者に使用しやすい。

➡ワイパックス，セレナール

副作用

眠気，ふらつき

鎮静催眠作用，筋弛緩作用の強い薬剤で認められる。特に高齢者では注意が必要である。高齢者では低用量から開始し，状態を観察しながら調整する必要がある。眠気，ふらつきがある状態での運転や危険を伴う作業などはしないように十分指導する必要がある。

依存形成

高用量ではもちろん，常用量でも長期間使用するうちに依存形成が認められる。依存性患者では内服を減量，中断により反跳現象・退薬症状が出現することがある。投薬を中止する場合は，緩やかに減量する必要がある。長時間型の方が短時間型より反跳現象・退薬症状は出現しにくく，長時間型に置換した後に中止するのがよい。

奇異反応（逆説的興奮）

抗不安薬の投与によりかえって不安，焦燥，精神運動興奮，敵意や攻撃性，抑うつ感を誘発する場合がある。これは，ベンゾジアゼピン系薬剤が中枢神経系に作用することで生じる脱抑制によるとされる。頻度は1%以下で多くはない。

健忘

一過性の前向健忘が，用量依存的に，特に半減期が短い薬物に多く認められることがある。

その他の注意事項

過量服薬

ベンゾジアゼピン系薬剤そのもので致死量に至ることはまずないが，誤嚥による窒息や，転倒転落など二次的な理由により死に至る危険性がある。救急医療の現場で過量服薬の頻度が増加しており，処方する際には過量服薬の危険性について十分に注意するべきである。過量服薬歴のある患者や衝動的で自傷傾向の強い患者には過量服薬を決してしないように厳密に治療契約を設定したうえでの処方が望ましい。

アルコール

アルコールはベンゾジアゼピン系の作用を増強するため，処方するときは飲酒を控えるように指導する。

妊娠，催奇形性，授乳

催奇形性の有無については一致した見解はでておらず，妊娠初期での使用はできるだけ避けた方がよい。また，授乳する場合，母乳から乳児に薬剤が移行するため，服用中は授乳させないことが望ましい。いずれにせよ，胎児や乳児に与える影響，危険性を専門的な立場で十分に説明したうえで，患者自身の意向を勘案して使用を決定する。

5 睡眠薬；ベンゾジアゼピン系

sedative-hypnotics ; benzodiazepine

睡眠導入剤つまり睡眠薬は睡眠障害に対して使用され，精神科の臨床においては切っても切れない関係にある。それは，精神疾患の大多数において睡眠障害が認められ，精神状態と密接に関連しているからである。そのため，個々の症例に応じて睡眠薬の適切な使用に熟知していなければならない。ベンゾジアゼピン系睡眠薬を中心に記載する。

種類

まずは主な睡眠薬の作用時間を表に示す（p.158，159）。

ベンゾジアゼピン系睡眠薬

約 30 年前に導入され，それまで主流であったバルビツール酸系睡眠薬に比べて過量投与の害も少なく副作用も軽度であることから，現在では睡眠導入剤の主流を占めている。その作用持続時間により，超短時間作用型，短時間作用型，中間作用型，長時間作用型に 4 分類されている。薬理作用としては抑制系である $GABA_A$ 受容体-ベンゾジアゼピン受容体-Cl^-チャネル複合体に結合し，Cl^-チャネルの開口頻度を増加させることで大脳辺縁系を抑制させ，睡眠を引き起こす。

非ベンゾジアゼピン系睡眠薬

ベンゾジアゼピン系と異なる構造を持ちながらベンゾジアゼピン受容体に作用する薬物で，国内ではアモバンとルネスタ，マイスリーが発売されている。いずれも部分アゴニストであるため，筋弛緩作用などの副作用が少ない。また，視交叉上核のメラトニン受容体に選択的に作用するロゼレムや，オレキシン受容体に拮抗的に作用するベルソムラは，依存性や耐性の問題がなく，日中の過度の鎮静効果が少ないため，近年，睡眠薬導入時の第一選択の1つとなってきている。

使用法

睡眠障害の型による睡眠薬の使い方

睡眠障害の原因は実にさまざまであり，身体疾患に起因するものであれば，そちらの治療を優先させるのはいうまでもない。睡眠障害の詳細についてはここでは割愛するが，不眠の大まかな分類は以下の4つに分けられる。

①入眠困難：入眠までに時間がかかり，通常1時間以上かかる。
②中途覚醒：睡眠中に何回か覚醒し，再入眠しにくい。
③早朝覚醒：朝早く目が覚めてしまい，その後眠れない。
④熟眠障害：眠りが浅く不十分。

このような型の睡眠障害に対して睡眠薬を選ぶ際に参考になるのは，作用発現までの時間と作用持続時間である。前者は最高血中濃度に達する時間（Tmax）がある程度参考になるが，服薬量によって作用発現の時間は異なってくる。後者は血中濃度半減期（$T_{1/2}$）を参考にすることができる。

重篤な副作用の少ない点からベンゾジアゼピン系睡眠薬を第一選択薬とし，基本的な使用法は入眠困難に対しては超短時間～短時間作用型を，中途覚醒，早朝覚醒，熟眠障害には中間～長時間作用型を用いる。

精神科疾患の場合，睡眠薬のみで安定した睡眠を得られることはほとんどなく，統合失調症や躁状態，せん妄の患者には鎮静効果の強い抗精神病薬を，うつ病の患者には鎮静効果の強い抗うつ薬を併用し，神経症レベルの患者には受容的態度で接して不安の軽減を図ることで，睡眠薬の過剰な投与を避けることができる。

高齢者の場合には副作用が出現しやすく薬物代謝能も低下してい

主な睡眠薬と作用時間

商品名	一般名	用量（mg/日）
非ベンゾジアゼピン系—超短時間作用型		
アモバン	ゾピクロン	7.5〜10
マイスリー	ゾルピデム酒石酸塩	5〜10
ルネスタ	エスゾピクロン	1〜2
ベンゾジアゼピン系—超短時間作用型		
ハルシオン	トリアゾラム	0.125〜0.25
ベンゾジアゼピン系—短時間作用型		
レンドルミン	ブロチゾラム	0.25
デパス	エチゾラム	1〜3
リスミー	リルマザホン塩酸塩	1〜2
ベンゾジアゼピン系—中間作用型		
サイレース ロヒプノール	フルニトラゼパム	0.5〜2
エリミン	ニメタゼパム	3〜5
ユーロジン	エスタゾラム	1〜4
ベンザリン ネルボン	ニトラゼパム	5〜10
ベンゾジアゼピン系—長時間作用型		
ドラール	クアゼパム	15〜30
ダルメート	フルラゼパム塩酸塩	10〜30
ソメリン	ハロキサゾラム	5〜10
メラトニン受容体アゴニスト		
ロゼレム	ラメルテオン	8
オレキシン受容体アンタゴニスト		
ベルソムラ	スボレキサント	15〜20

Tmax（時間）	$T_{1/2}$ 未変化体（時間）	$T_{1/2}$ 活性代謝物（時間）
0.75～1.17	3.66～3.94	—
0.7～0.9	1.78～2.30	—
1 mg：1.3（0.5～1.5）	1 mg：4.83	1 mg：—
2 mg：1.0（0.5～2.0）	2 mg：5.08	2 mg：10.49±3.39
3 mg：1.5（0.5～2.0）	3 mg：5.16	3 mg：8.35±1.65
1.2	2.9	—
約 1.0～1.5	7	—
約 3	約 6	M3：16 M6：8
—	—	10.5±2.6
1～2	約 7	—
2～4	—	—
1 mg：1.9（0.33～2.0）	14.9（9.2～27.5）	—
2 mg：1.6（0.67～4.0）	14.3（8.6～28.2）	—
1.6±1.2	27.1±6.1	—
15 mg：3.42±1.63	15 mg：36.60±7.26	M4：38.31±10.80
30 mg：4.25±2.82	30 mg：36.18±5.48	M6：107.26±35.51
約 1	5.9（2.3～12）	23.6（14.5～42.0）
—	—	42～123
0.75	0.94±0.18	1.94±0.53
1.5（1.0～3.0）	10.0±1.0	—

るため，作用時間の短い薬物を選択することが望ましい。また，口腔内崩壊錠としてレンドルミンD錠が販売されており，嚥下不良を来した高齢者などに対しては適応を考える。用量・作用時間はレンドルミン錠に準ずる。注意事項としては，マイスリーは統合失調症や躁うつ病の不眠には健康保険の適用外となっていることである。

副作用

過鎮静

倦怠感，疲労感，眠気，集中困難，運動失調などを生じる。この副作用により，高齢者などで経験するのがふらつきによる転倒・受傷である。また，長時間作用型では持ち越し効果がときおり認められ，翌朝の覚醒困難や日中の眠気が生じることがある。バルビツール酸系睡眠薬はベンゾジアゼピン系睡眠薬に比べ，過量服薬により重篤な意識障害，呼吸・循環器障害が生じることがある。

認知・記憶障害

急性投与により一過性の前向健忘を生じることがある。アルコールとの併用で強くなり，短時間作用型の高力価の方が健忘を起こしやすいことが知られている。有名なのはハルシオンによる健忘である。

奇異反応

まれに睡眠薬により，多幸，脱抑制，多弁，多動，興奮などが出現し，得られるはずの静穏化作用が得られないことがある。基礎疾患とは無関係に出現する。

離脱症状

離脱症状は次の3つに分けられ，不安症状に似ている。

①心理的症状：不安，心配，いら立ち，不眠，不機嫌など

②生理的症状：振戦，動悸，眩暈，発汗，筋攣縮，消化器症状など

③知覚障害：光覚，聴覚，触覚，痛覚に対する過感受性など

1年以上服用している患者の約8割にみられるといわれ，急激な中断によって引き起こされる。高力価で作用時間の短いものほど出現しやすい。

なお，過鎮静，認知・記憶障害，奇異反応の副作用が生じてしまった場合には，作用時間の異なる睡眠薬や低力価の睡眠薬に変更する。離脱症状に関しては未然の防止が重要で，詳しくは次項で述べる。

中止方法

睡眠薬の中止方法は以下の 3 通りがある。いずれも，睡眠薬を中止することによって生じる離脱症状や反跳性不眠を防ぐための方法である。

漸減法

2〜4 週ごとに 3/4，1/2，1/4 量と漸減していく方法である。いずれの睡眠薬でも適用できるが，あくまで漸減が鉄則である。

隔日法

ある程度の量（常用量の半分程）まで漸減し，1 日おきに服用して徐々に服用しない期間を延ばすことにより中止する方法である。超短時間および短時間作用型では離脱症状や反跳性不眠を来すため適用できない。

置換法

超短時間および短時間作用型の睡眠薬を使用している際に，中・長時間作用型の睡眠薬に置換してから漸減法や隔日法に移行させていく方法である。

服薬指導

睡眠薬を処方するにあたって気をつけねばならないのが服薬指導である。患者は睡眠薬に対してマイナスのイメージを持っていることが多く，不安も強い。正しく使えば安全な薬であることを伝え，不安を和らげることが必要であり，きちんとした服薬指導を行わないと自己中断などにより悪循環に陥る可能性がある。要点を以下に示す。

- 「寝られないときだけ飲むように」という指導は不眠が比較的軽症かつ睡眠薬が少量の際に行ってもよい。不眠が重症なときや多剤服用時は休薬日に不眠が悪化しやすいため，むしろ毎日服用するよう指導し，減薬は緩やかかつ計画的に行うようにする。
- 服用したその日から寝られるわけではなく，寝られないからといって勝手に服用量を増やしたり，自己中断をせずに最低 1 週間は服用すること。
- 睡眠薬服用後は TV 鑑賞やスマートフォンの使用は避ける。
- 睡眠薬に頼りすぎず，リラクゼーションや午後の軽い運動など，行動療法面からのアプローチも試みる。

6　認知症治療薬

現在，日本で使用可能なアルツハイマー型認知症の認知症症状の進行抑制を目的とした薬剤は 4 種類ある。アリセプトは軽度から高度，メマリーは中等度から高度，その他は軽度から中等度のアルツハイマー型認知症で適応がある。

種　類

商品名	一般名	剤型	初期投与量（mg）	最大投与量（mg）
アリセプト	ドネペジル	錠剤，口腔内崩壊錠，細粒，ゼリー	3	10
レミニール	ガランタミン	錠剤，口腔内崩壊錠，液剤	8	24
イクセロンパッチ リバスタッチパッチ	リバスチグミン	貼付剤	4.5	18
メマリー	メマンチン	錠剤	5	20

使用法

詳細は認知症および軽度認知障害の項（p. 102）を参照。

使用上の注意

アセチルコリンエステラーゼ阻害薬であるアリセプト，レミニール，イクセロンパッチは半年から 1 年程度，認知機能の低下を先延ばしにすることが可能であるが，認知症の病理の進行を停止させたり，遅らせたりする効果はない。

投与初期には消化器症状（悪心・嘔吐など）がみられることがあり，その場合は減量するか，これらの症状が消失するまで休薬し，再開を試みる。イクセロンパッチは貼付剤であり消化器症状は少ない。しかし，いずれも投与中に胃潰瘍や十二指腸潰瘍などの消化器疾患を生じる可能性があり，注意を要する。

また，徐脈や心ブロックなど心機能に影響がみられることがあり，定期的に心電図検査を行う必要がある。また，これらの薬剤の併用は避ける。

メマリーはグルタミン酸NMDA受容体拮抗薬である。認知機能障害の進行を抑制するだけでなく，攻撃性や行動障害などの改善が期待できる。副作用として浮動性のめまいや傾眠がみられることがあるが，そのまま使用可能なことが多い。メマリーはアセチルコリンエステラーゼ阻害薬との併用が可能である。

お勧めの図書

『向精神薬マニュアル（第3版）』融道男著，医学書院，東京，2008

『QOLを重視した睡眠薬の適正選択』内村直尚，臨床精神医学 39：537-542，2010

『認知症ハンドブック』中島健二，天野直二，ほか編，医学書院，東京，2013

1 修正型電気けいれん療法

modified electroconvulsive therapy

概念

電気けいれん療法（ECT）は，精神疾患や神経疾患に対して行われる安全で有効な治療法の 1 つである。電気で頭部を刺激することで，脳のなかで発作性発射が起こり，脳の機能が回復する。電気けいれん療法は歴史のある治療法で，近年になって，その有用性が再び注目されており，また，安全面から麻酔下での無けいれんの療法（修正型電気けいれん療法）が一般的となりつつあるが，有けいれんと比較して有効性に違いはない。わが国では 2002 年より定電流短パルス矩形波治療器（パルス波治療器）（Thymatron® system Ⅳ）が認可された。パルス波治療器は，従来用いられてきた交流正弦波治療器（サイン波治療器）と比較して，効率的にけいれんを誘発することができ，また，安全性も高いため，現在では主流となっている。本章では，パルス波治療器を解説している。

適応

適応は，大うつ病性障害，躁病相，統合失調症などが挙げられる。

また，一次選択治療としての適応は，迅速な改善が求められる場合（自殺の危険，栄養不良，緊張病，焦燥を伴う重症の精神病など）や，他の治療法では危険性が高いと考えられる場合（高齢者や妊婦など）などが挙げられる。

禁忌と危険因子

米国精神医学会のガイドラインでは，絶対的禁忌はない。

相対的危険因子としては，頭蓋内占拠病変，頭蓋内圧亢進，最近の心筋梗塞，最近の脳血管障害，動脈瘤，網膜剝離，褐色細胞腫，麻酔危険度の高いもの（全身衰弱など）がある。

患者への説明と同意

患者およびその家族からインフォームドコンセントを得ることは，ECT を行うにあたって絶対不可欠のことである。

ECTの実際と手順

ECTの実施にあたっては，麻酔科専門医の協力のもとで行われることが望ましい。

治療頻度については，週2〜3回が一般的であり，合計6〜10回を1クールとする。そのため，わが国では入院して施術する施設が多い。完全な回復を得るか，または効果が認められなくなれば中止する。

●説明と同意

●術前評価

術前には，身体的・精神医学的精査を要する。臨床検査としては，血液検査，尿検査，心電図検査，胸部X線検査などを評価し，必要に応じて頭部MRIおよびCT検査や脳波検査を行う。

●病棟での準備

最低6時間の絶食と2時間以上の禁飲水。手術室へ向かう前には，バイタルサインの測定・記録を行う。また，静脈路の確保をしておく。

●前投薬

硫酸アトロピン（0.5 mg）0.5〜1 Aを静脈注射する。必要に応じて，通電直後の副交感神経優位による心無収縮・徐脈を予防するために硫酸アトロピン0.5 A〜1 Aを静脈注射する。誤嚥を防ぐ目的で，H_2ブロッカーを投与する場合もある。

●施術室での経過

以下に簡単な流れを示す。

①血圧計，心電図モニター，パルスオキシメーターの装着を行い，バイタルサインの記録・測定を行う。
②電極を当てる部分を生理食塩水を含んだガーゼで拭き乾燥させる。
③モニタリング用の脳波，心電図，筋電図，刺激電極の装着およびテスト
④静脈麻酔薬（プロポフォールなど）の投与
⑤マスクによる純酸素投与
⑥筋弛緩薬（スキサメトニウムなど）投与
⑦バイトブロックの挿入
⑧通電刺激（機器による自動設定に従う）

⑨発作（脳波，マンシェット法でけいれんの出現）の確認
⑩意識・呼吸の回復の確認

●**回復室**

バイタルサインのモニターを行う。

副作用

健忘（前向健忘，逆行健忘），せん妄，高血圧，不整脈，頭痛，筋肉痛，けいれん遷延，嘔気など。

お勧めの図書

『パルス波ECTハンドブック』Mankad MV，Beyer JL，ほか著，本橋伸高，上田諭ほか訳，医学書院，東京，2012

1　水中毒
water intoxication

病態

精神科領域では，統合失調症を中心とする精神病患者群で，過剰の水分摂取とそれに引き続き水中毒が発生することは以前から知られている。多飲水患者のなかで低ナトリウム血症や低比重尿など多飲を示唆する臨床検査所見が認められたものを「病的多飲」とし，さらに病的多飲に随伴して頭痛，かすみ目，食欲低下，嘔吐，下痢，筋けいれん，精神症状の悪化，錯乱状態，全身性けいれん，昏睡など低ナトリウム血症による中枢神経症状が発生したものを「水中毒」という。

鑑別診断

低ナトリウム血症あるいは体液調節異常を来す身体的疾患や薬物作用を除外する必要がある。抗利尿ホルモン不適合分泌症候群(SIADH)，クッシング症候群，甲状腺機能低下症，利尿薬の投与，ニコチンの使用，テグレトールの投与などを除外する。低ナトリウム血症から意識障害，けいれん発作を来すことがあるため，それらを示すほかの病態との鑑別が必要である。また，多飲・多尿がみられる糖尿病，尿崩症，薬剤の副作用を除外する必要がある。

治療

低ナトリウム血症の治療

血清 Na 濃度が急速に 115 mEq/L 以下に低下すると，昏迷，神経筋の興奮性亢進，けいれん，昏睡長期化がみられ，死に至ることもある。まれに，治療に反応して初期には改善されるが，その後に，遅れて発現した神経症状が昏睡に達し，植物状態の持続，または死に至ることもある。

●**軽度で無症候性の低ナトリウム血症（血清 Na 濃度 120 mEq/L 以上）の治療**

特に背景原因を同定し，除去できる場合は，保存的加療とする。例えば，サイアザイド誘発性の低ナトリウム血症の患者の場合は，利尿薬を中止し，Na や K の不足分を補給すれば十分である。

●重症の症状（意識障害，けいれん発作）がある場合，低ナトリウム血症が重篤な場合（血清 Na 濃度<115 mEq/L）

高張性（3%）の食塩水の輸液治療を行うのが一般的である。ただし，神経学的後遺症（特に，central pontine myelinolysis：橋の中央底での脱髄）を引き起こす可能性があるので，低ナトリウム血症の状況においては高張食塩水は非常に慎重に使用すべきである。血清 Na 濃度は毎時 1 mEq/L よりも速く上昇させてはならない。血清 Na 濃度の上昇を 10 mEq/L/24 時間以内に維持する。

薬物療法

確実な治療法はなく，水分摂取による 5%の体重増加により血清 Na 濃度が約 10 mEq/L 低下するため，厳密な水分管理が最も重要である。文献的にはクロザリルが多飲水に有効であるという報告があるので，効果が期待される。

●多飲水患者の管理例

1．体重変動（5%以内の体重増加）から血清 Na 濃度が 128～130 mEq/L と推定されるとき

飲水量を 3 L/日以下に制限し翌日まで病棟収容する。

2．体重変動（5%以上の体重増加）から血清 Na 濃度が 128 mEq/L 以下と推定されるとき

血清 Na 濃度の測定を行い，測定値により以下の対応を行う。

- 血清 Na 濃度 125～130 mEq/L

食塩を 4.5 g 経口投与し，十分な観察のもと飲水量を 3 L/日以下に制限し，翌日まで病棟に収容する。

- 血清 Na 濃度 120～125 mEq/L

食塩を 4.5 g 経口投与し，さらに 2 時間後同量の食塩を経口投与する。水分摂取不可能な場所に収容し，2 時間ごとに体重測定を行う。翌日に血清 Na 濃度の測定を行う。

- 血清 Na 濃度 115～120 mEq/L

食塩を 4.5 g 経口投与し，さらに 2 時間と 4 時間後同量の食塩を経口投与する。血清 Na 濃度が 125 mEq/L に相当する体重になるまで 1 時間おきに体重測定を行う。水分摂取不可能な場所に収容し，身体観察し確実に飲水を制限する。

- 血清 Na 濃度 115 mEq/L 以下または重症な身体症状（けいれん，昏睡など）があるときまずは身体科に転科，または移送（精神科単科では対応困難なため）。けいれん発作や昏睡状態の場合は，3～5％の高張食塩水を血清 Na 濃度の上昇が 1～2 mEq/L/時より大きくならないように注意し，2～3 時間投与する。けいれんが止まったら輸液は中止し，確実な飲水制限と十分な身体観察で治療する。
（参考：Vieweg WVR：Treatment strategies in the polydipsia-hyponatremia syndrome. J Clin Psychiatry 55：154-159, 1994）

2 悪性症候群
syndrome malin（neuroleptic malignant syndrome）

病態

悪性症候群は，抗精神病薬の副作用により重篤な症状を呈するものの 1 つで，以下の診断基準が教科書的に提唱されている。

 Caroff の診断基準（1992）

1 発症前 7 日以内の抗精神病薬の使用の既往（デポ剤の場合，発症の 2～4 週前の使用の既往）
2 38℃以上の発熱
3 筋強剛
4 以下のうち 5 項目
  - 精神状態の変化
  - 頻脈
  - 高血圧あるいは低血圧
  - 頻呼吸，あるいは低酸素症
  - 発汗，あるいは流涎
  - 振戦
  - 尿失禁
  - CPK 値の上昇，あるいはミオグロビン尿
  - 白血球増加
  - 代謝性アシドーシス
5 他の薬物性，全身性，精神神経疾患の除外

特徴的徴候は高熱，筋強剛，自律神経機能不全（頻脈，高血圧，頻呼吸，発汗，尿失禁），意識障害などの多彩な症状を呈し，急性腎不全，肺炎といった多臓器障害を合併して致死的となることがあるが，近年ICUでの適切な管理などにより死亡率は低下している。

原因薬剤として，抗精神病薬のほかに抗うつ薬，抗パーキンソン病薬でも惹起されることが報告されている。

脱水，不穏，興奮，拒薬とそれに伴う身体状態の悪化，栄養不良など患者側の身体的要因がより危険因子として重要と考えられている。

悪性症候群に特徴的な検査所見はないが，CPK上昇，高ミオグロビン血症，ミオグロビン尿，白血球増加，代謝性アシドーシス，AST（GOT），ALT（GPT），LDHの上昇などの検査値異常を認めることが多い。

鑑別診断

最も重要な鑑別すべき疾患は，脳炎・髄膜炎，緊張病，熱中症，褐色細胞腫，薬物中毒，内分泌疾患である。まず髄液検査で細胞数増多を調べ，脳炎などの感染症の除外を検討する。また，熱中症は，向精神薬服用中に認められることがあるが，発汗や筋強剛を認めないことや発症状況などから鑑別は容易である。最近，新しい抗うつ薬であるSSRIが使用されるようになり，セロトニン症候群との鑑別が問題となっている。

治療

原因薬物の中止

抗精神病薬により発症した場合は，投与を中止する。併用している抗パーキンソン病薬は急激に中止せずに漸減する。

補液，気道確保などの対症療法

●体温管理

発熱に対しては，クーリングブランケットやクーリングマットなどによる体冷却を行う。また，輸液により水分を補給する。

●電解質バランスの是正

多くの症例の場合に脱水を呈しており，電解質バランス異常が基盤にあるため，適切な補液（1,000～2,000 mL程度）が絶対に必要である。

●心血管，呼吸状態の管理

心電図，血液酸素分圧をモニターする。自律神経症状として血圧の変動が起きるため，血圧のモニターも必要である。また，唾液や気道内分泌の亢進による換気不全や誤嚥性肺炎などを防止するとともに，呼吸不全の症例では喀痰の吸引や酸素吸入・気道の確保などを行う。

●合併症の治療・予防

誤嚥性肺炎に対して，抗菌薬の予防投与を行う。そのほかに，合併感染症の治療や，急性腎不全を発症した場合には透析療法が必要である。

●ダントリウムの投与

静注用ダントリウム 1 バイアル（1 V＝20 mg）を蒸留水 100 mL に溶かし，1 mg/kg から開始し（15〜20 分かけて静注），症状が改善すれば経口剤に切り替える。意識障害がなく軽症の場合は，経口で 75〜150 mg/日から投与を開始する。投与にあたっては，ダントリウムの添付文書を見て使用する。

●パーロデルの投与

ドパミン受容体アゴニストであるパーロデルを 7.5〜15 mg/日を経口あるいは経鼻チューブで投与する。投与は少量から開始し，症状に応じて増量する。1 日最大 30 mg を超えないようにする。ダントリウムと併用すると，さらに有効率が高くなると報告されている。

そのほかに L-dopa やシンメトレルなどのドパミンアゴニスト，アダラートなどのカルシウム拮抗薬のほか，DHP（吸着透析）や血液透析，電気けいれん療法（ECT）などが報告されているが，通常の治療が無効な場合にはこれらの治療法を考慮する。

重症例に対する緊急処置

肺炎や腎不全などの合併症により死亡することがあるので，全身管理の可能な施設で内科と精神科の連携により治療することが望ましい。呼吸循環管理の必要な重症例は ICU での管理を行う。また，急性腎不全を合併した場合は，血液透析が必要なため，透析設備のある病院へ転送する。

抗精神病薬の投与再開時の注意点

回復後に抗精神病薬の再開が必要な症例が多いが，悪性症候群の再発率は高いため，特に以下のような注意が必要である。

- 全身状態が十分改善した後に，薬物投与を再開する。できれば，症状消失後，最低2週間経過してから投与すべきである。

- 抗ドパミン力価の小さい抗精神病薬（セロクエル，ウインタミンなど），あるいは抗セロトニン作用を併せ持つ非定型抗精神病薬（リスパダール，ルーラン，ジプレキサなど）を少量から再開し，経過をみながら漸増する。

※悪性症候群を生じているケースで不穏や興奮状態を呈した場合には，セルシンの筋注（1 A＝10 mg）や，やむを得ず身体拘束で対応することもある。

お勧めの図書

『重篤副作用疾患別対応マニュアル悪性症候群』厚生労働省，2008

3　麻痺性イレウス

paralytic ileus

病態

向精神薬の消化器系への副作用で，長期の服薬後にみられる慢性の副作用に麻痺性イレウスがある。抗精神病薬や抗うつ薬の持つ α-アドレナリン遮断作用と抗コリン作用による影響により，腸管運動の減少が起こり，糞便の停滞，腸管壁の拡張が起こる。その結果，慢性便秘，巨大結腸症，麻痺性イレウスが生じると考えられている。

鑑別診断

- 単純性イレウス，絞扼性イレウス，腹腔内臓器疾患による圧迫，先天的・後天的腸形態異常などが重要である。
- 腹部の膨満，嘔吐，便秘，発熱症状，腹痛の有無の確認や，聴診による腸管運動静止や蠕動微弱の確認をする。また，X線による小腸および大腸両方の孤立した分節にガスによる腸管の膨張を確認することが重要である。
- 診断のため，血液・尿検査，血液生化学検査，臥位と立位のX線・超音波・CT検査などを適宜行う。

治療・予防

治療

通常，経口摂取の禁止（絶飲・絶食，抗精神病薬の一時中止），経鼻胃管吸引，点滴静注と電解質の補正（特に適正な血清K値を保つことは特に重要と考えられる）などで対応する。イレウスによる機能的細胞外液の喪失（水分・電解質）を補うために，初期には細胞外液補助液を用い，パントシン注やプロスタルモン・F注を静注する。

また，イレウス遷延により合併する重篤な感染症（敗血症や細菌性腹膜炎など）を防止するため，抗菌薬を投与する。

ワゴスチグミンの筋注後に熱気浴を行い，グリセリン浣腸を施行するなど対症療法的に経過をみることもある。

輸液内容と処置例

症状に応じて①，②を，1日に1～2回行う。
①ソリタ-T3号…500 mL（適宜，状態に合わせて輸液を選ぶ）
　アリナミンF注（50 mg）1 A
　パントシン注（100 mg）1 A
　プロスタルモン・F注（1,000 μg）1 A
　※電解質の補正は適宜行う。
②ワゴスチグミン（0.5 mg）1 A　筋注（妊婦には禁忌）
　↓
　熱気浴（15分程度）
　↓
　グリセリン浣腸

予防

- 大量の抗精神病薬の長期投与を避けること。
- 抗コリン作用の相対的に強い薬剤の使用と多剤併用は避けること。
- 一定時刻に少量でも排便させること。
- 適度の運動習慣をつけること。

お勧めの図書

『重篤副作用疾患別対応マニュアル麻痺性イレウス』厚生労働省，2008

4　静脈血栓塞栓症

venous thromboembolism

病態

深部静脈血栓症由来の遊離血栓が肺動脈を塞ぐ塞栓子となり肺塞栓症を生じさせる。静脈血栓塞栓症とは，これらを包括した疾患概念である。特に，肺塞栓症が生じた場合の死亡率は約 10〜30%と高いため，リスク評価と予防に力点が置かれる。

症状

典型的な症状は，ソーセージ状の下肢の腫脹，紅色から蒼白状の色調を呈し，疼痛がある。Homan's 兆候（足関節を背屈し，ヒラメ筋を緊張させた際に疼痛が生じる）の確認は簡便。発展すると肺塞栓症で突然死を惹起する。

リスク評価

無動，寡動が最も大きいリスク因子である。基本リスクを満たす患者であれば誰でも，十分な観察と経時的な評価がなされる必要がある。

検査

基本リスクを有している患者において，臥床や寡動，または身体拘束や鎮静が長期に及んでいる場合は，トイレや入浴などを図る前に，D-dimer を測定し，リスク評価を行う。また，D-dimer が高い場合，下肢静脈エコー，造影 CT などを検討する。

静脈血栓症のリスク評価表

①基本リスク評価		
低リスク（1点）	脱水，肥満，喫煙，70歳以上の高齢者，治療前の臥床傾向，向精神薬の服用，パーキンソン病症候群（下肢静脈瘤，経口避妊薬，ホルモン補充療法）	
中リスク（2点）	緊張病（症候群），中心静脈カテーテル留置，悪性症候群，妊娠，ネフローゼ，悪性腫瘍，心不全，呼吸不全，重症感染症	
高リスク（3点）	静脈血栓症の既往，血栓症素因，骨盤骨折，多発骨折	
②増強リスク評価	身体拘束	鎮静
低リスク（1点）	それ以外の身体拘束	それ以外の鎮静
高リスク（2点）	24時間以上の下肢を含む身体拘束	24時間以上の強い鎮静
総合リスク評価（=①+②）	対応	
低リスク（1点）	早期離床，積極的な運動	
中リスク（2点）	弾性ストッキング	
高リスク（3点以上）	弾性ストッキング，D-dimer測定，ヘパリンの適応につき身体科コンサルト	

奈良医大病院版改変

お勧めの図書

『静脈血栓塞栓症予防指針』日本総合病院精神医学会 教育・研究委員会編，星和書店，東京，2006

『精神科救急医療ガイドライン2015年版』日本精神科救急学会監修，へるす出版，東京，2015

『肺血栓塞栓症および深部静脈血栓症の診断，治療，予防に関するガイドライン（2017年改訂版）』合同研究班（日本循環器学会など10学会），2018

1 自殺・自傷

suicide, self-mutilation

「自殺は，その多くが防ぐことのできる社会的な問題」と世界保健機関が示すように，わが国においても自殺を防ぐためにさまざまな社会的な対策が行われている。自殺対策は，①事前予防（一次予防）：正しい知識の普及啓発，心身の健康増進を図る，②危機介入（二次予防）：自殺の危機が高まっている状態への介入，未遂者に対する介入，③事後対応（三次予防）：自殺や自殺未遂が生じてしまった場合に家族など周囲に与える影響を最小限にし，新たな自殺を防ぐ，など段階ごとに効果的な対策を行う必要がある。

- 自殺企図：自殺既遂と自殺未遂の両方を含む。
- 自殺既遂：自殺行動により死亡する。通常「自殺」という場合，自殺既遂を指す。
- 自殺未遂：自殺行動の後に生存している。

自殺に至る過程

自殺は経済・生活問題（失業，多重債務，長時間労働など）や健康問題，個人の性格傾向，家庭環境，死生観などが複雑に関係しており，1つの要因だけが原因で生じるわけではない。さまざまな要因が相互に関連し自殺の準備状態が形成され，ここに直接動機が加わると自殺に至る。自殺を企図した人の直前の精神状態については，90%以上がうつ病など精神疾患を発症していることが明らかになっている。精神疾患の影響を含めたさまざまな要因により心理的視野狭窄を生じ，自殺以外の対処法が考えられない状態に陥る。このように，多くの自殺は個人の自由な意思によるものではなく，「追い込まれた末の死」と考えられている。

自殺の危険因子

①自殺企図歴：自殺企図は最も重要な危険因子
②精神障害の既往：気分障害，統合失調症，パーソナリティ障害，アルコール依存など
③サポートの不足：未婚，離婚，配偶者との死別，職場での孤立
④性別：自殺既遂者　男＞女，自殺未遂者　女＞男

⑤年齢：年齢が高くなるとともに，自殺率も上昇する。
⑥喪失体験：経済的損失，地位の失墜，病気や怪我，近親者の死，業績不振など
⑦性格：未熟・依存的，衝動的，極端な完全主義，孤立・抑うつ的，反社会的
⑧他者の死の影響：精神的に重要なつながりのあった人が突然不幸な形で死亡。
⑨事故傾性：事故を防ぐのに必要な措置を不注意にも取らない。慢性疾患への予防や医学的な助言を無視する。
⑩外傷体験：災害，犯罪，虐待など
⑪慢性・進行性の疾患：疼痛の有無も検討する。

なかでも①，②についての評価の重要性が高い。

自傷と自殺

自傷とは自殺の意図を持たずに，非致死性の予測をもって，故意に非致死的な損傷を身体表面に加える行為と定義されている。近年では deliberate self-harm：DSH（故意の自傷）という用語が用いられる。概念上は自殺と区別されているが，自傷行為を行うものはしばしば自殺念慮を認め，重篤な自殺企図に至る可能性があり，自傷行為と自殺企図の間での明確な線引きは難しい。自傷行為の既往があるものは一般人口に比べ自殺の危険性が 25 倍高くなるという報告もあり，自傷行為の存在は自殺の危険因子として注意深く評価すべきである。

自殺が生じやすい精神疾患の特徴

気分障害

気分障害，特にうつ病は自殺に最も関係する精神疾患である。うつ病の 10～15%が自殺に至ると推定されている。双極性障害においても自殺は約 20%に至り，多くは大うつ病エピソードや混合エピソードの時期に生じる。焦燥感が強い状態や精神病症状を伴う状態では特に注意が必要で，入院治療を含めた治療介入を考慮すべきである。

アルコール依存

アルコール依存患者の約 7%が自殺で亡くなるといわれている。自殺者全体の 17.6%を占め，気分障害に次いで自殺の多い精神疾患

である。アルコール依存により，就労問題，家庭内の問題，経済問題，健康問題などさまざまな問題を招き，心理社会的状況は悪化しやすい傾向が存在する。また，大量飲酒や酩酊状態では問題に対して建設的に考えることができず衝動的な行動に及びやすく，事故・暴力・自殺の危険性が高くなる。

統合失調症

統合失調症患者の自殺のリスクは一般集団と比較して20倍高いといわれている。統合失調症患者の生涯自殺率は約5%と報告されている。自殺は病気の初期段階，入院中および退院後早期に起こることが多く注意を要する。うつ病の併発，自殺未遂歴，薬物依存，焦燥感，低い治療アドヒアランスなどが危険因子といわれている。幻覚・妄想の苦痛から逃れるために自殺に至るものや，抗精神病薬によるアカシジア，目覚め現象（病的体験が消退し，現実検討能力が改善した結果，現実に直面し将来への悲観や絶望感にさいなまれる状態）が関係することがあり注意が必要。

パーソナリティ障害

なかでも境界性パーソナリティ障害患者の8～10%は自殺で亡くなるといわれ，自殺のリスクは一般人口の50倍以上に及ぶ。この疾患の特徴として患者は自己同一性の混乱や慢性的な空虚感を有しており，安定した対人関係を築くことが困難である。このため他者との関係において情動は動揺しやすく，見捨てられることを極端に恐れ，易怒的となるなど衝動制御が困難になりやすく自傷行為や自殺企図に至る危険性が高まる。

自殺の危険を有する患者に対する対応

「TALK」の原則

Tell：誠実な態度で話しかける

Ask：自殺についてはっきりと尋ねる

Listen：相手の訴えに傾聴する

Keep safe：安全を確保する

●希死念慮については必ず質問する

自殺の話題を取り上げるのは抵抗を感じるかもしれないが，自殺の話題を避けて治療を進めるのは不自然で，逆に重要な症状を見落とす危険性がある。真摯な態度で自殺と向き合い具体的に内容を聴き時間をかけることで，解決はしなくとも心理的緊張が緩み，自殺の危険性が低下することが期待できる。

● **基本姿勢は傾聴，共感・受容，ねぎらい**

患者の言葉に誠意を持ってひたすら耳を傾け，評価は下さない。患者の気持ちをまずは受け入れ，理解しようとする姿勢を示す。来院したことや気持ちを語ってくれたことに対してねぎらう。これらの基本的な対応が治療を円滑にする鍵となる。

自殺危険度の評価

計画性について尋ね，手段・場所・決行時期のうちどれか1つでも具体的に計画していれば自殺の危険性が高いと判断する。特に手段を確保している（練炭やロープを購入したなど）場合や遺書の準備，身辺整理などの行動が認められる場合は危険性が高い。

再発予防のための対策

精神疾患に対する治療はもちろんのこと，経済問題や生活問題など個々に抱える問題に関するケースマネジメントを行い，最適な社会資源のサービスを用いて問題解決（ソーシャルワーク）を図る。これについては看護師やソーシャルワーカーなどとの多職種連携が重要である。現在，このケースマネージメントが「救急患者精神科継続支援料」として，わが国で診療報酬化されている。

注意すべきこと

カタルシス効果

自殺企図・自傷行為をきっかけに，それまでに高まっていたフラストレーション，ストレスなどが一時的に解消され，一見改善しているようにみえる状況を「カタルシスが得られた」という。しかし，本質的に問題が解決したわけでなく，自殺の危険性が消失したと誤解しないよう注意が必要である。

Goddamn syndrome（ガッデム・シンドローム）

比較的重症度の低い自殺未遂者に対して医療者が陰性感情を抱き，批判的な言葉を患者に対して口走ってしまうこと（例：「死ぬ気なんか初めからないくせに」）をいう。こうした対応により患者を一層追い込み，自殺のリスクを高める危険がある。

自分の価値観での説得，安易な激励は避ける

自らの価値観で説得することや具体性を欠く曖昧な励ましは患者に対して「理解されていない」という感情を抱かせる危険がある。

家族への対応

家族も患者と同様に苦しんでいる場合が多く，基本的姿勢も同じように，傾聴，共感・受容，ねぎらいを心がける。それにより家族の動揺を落ち着け，患者に関する情報を収集し，自殺の危険性を減らすために医療機関も一緒に取り組む姿勢を伝える。

自殺が起こってしまったときの対応

現場で患者の生死を確認する。死亡を確認した後，警察に自殺が発生したことを連絡する。連絡後は警察による現場検証が終わるまで現場を保存しなければならない。警察や家族への対応は必ず指導医とともに行う。推測や伝聞をまじえずに事実のみを伝えるようにする。

自殺の発生は自死遺族に対して多くの心理社会的影響を及ぼすといわれており，遺族の気持ちを踏まえた対応が大切となる。遺族が悲しみ，怒り，罪悪感などのさまざまな気持ちを担当医にぶつけることもまれではない。遺族の感情を理解して受け止めることが求められる。自死遺族が抱える問題は多岐にわたっており，病院だけで支援を完結しようと考えずに，しかるべき支援の情報提供を行うことだけでも十分な支援になり得る。

また，担当医を含めかかわったスタッフも精神的ダメージを負っており，過度に自責的にならないように，自分の心の動揺を指導医に話すことが大切である。事例検討会，リスクマネジメントに関する検討会や個人を対象とした精神療法，薬物療法など必要に応じてケアを行う必要がある。

📖 お勧めの図書・URL

『自殺対策』厚生労働省，https://www.mhlw.go.jp/stf/seisakunitsuite/bunya/hukushi_kaigo/seikatsuhogo/jisatsu/index.html

『自殺予防の基本戦略』張賢徳編，中山書店，東京，2011

『救急医療における精神科的問題の初期対応　PEEC ガイドブック—多職種で切れ目のない標準的ケアを目指して（改訂第 2 版）』日本臨床救急医学会監，日本臨床救急医学会編，へるす出版，東京，2018

『自殺予防の実際』高橋祥友，竹島正著，永井書店，大阪，2009

『精神科救急医療ガイドライン（自殺未遂者対応）』日本精神科救急学会，2015，http://www.jaep.jp/gl/2015_all.pdf
『救急医療から地域へとつなげる自殺未遂者支援のエッセンス HOPE ガイドブック』日本自殺予防学会監，国立研究開発法人日本医療研究開発機構　障害者対策総合研究開発事業（精神障害分野）「精神疾患に起因した自殺の予防法に関する研究」研究班編，へるす出版，東京，2018

付　録

Appendix

■向精神薬の警告・禁忌・重大な副作用

■DSM-5とICD-10の対照表

（日本精神神経学会 日本語用語監修，髙橋三郎，大野　裕監訳：DSM-5精神疾患の診断・統計マニュアル．医学書院，2014．融　道男，中根充文他監訳：ICD-10精神および行動の障害―臨床記述と診断ガイドライン―新訂版．医学書院，2005をもとに作成）

抗精神病薬の警告

抗精神病薬

商品名	一般名	警告1
ジプレキサ セロクエル	オランザピン クエチアピン	著しい血糖値の上昇から，糖尿病性ケトアシドーシス，糖尿病性昏睡等の重大な副作用が発現し，死亡に至る場合があるので，本剤投与中は，血糖値の測定等の観察を十分に行うこと。 **警告2** 投与にあたっては，あらかじめ上記副作用が発現する場合があることを，患者およびその家族に十分に説明し，口渇，多飲，多尿，頻尿等の異常に注意し，このような症状が現れた場合には，ただちに投与を中断し，医師の診察を受けるよう，指導すること。

商品名	一般名	警告1
クロザリル	クロザピン	本剤の投与は，統合失調症の診断，治療に精通し，無顆粒球症，心筋炎，糖尿病性ケトアシドーシス，糖尿病性昏睡等の重篤な副作用に十分に対応でき，かつクロザリル患者モニタリングサービス（Clozaril Patient Monitoring Service：CPMS）[注)] に登録された医師・薬剤師のいる登録医療機関・薬局において，登録患者に対して，血液検査等のCPMSに定められた基準がすべて満たされた場合にのみ行うこと。また，基準を満たしていない場合にはただちに投与を中止し，適切な処置を講じること。 注）定期的な血液モニタリング等を実施し，無顆粒球症等の早期発見を目的として規定された手順 **警告2** 本剤の投与に際しては，治療上の有益性が危険性を上回っていることを常に検討し，投与の継続が適切であるかどうか定期的に判断すること。 **警告3** 糖尿病性ケトアシドーシス，糖尿病性昏睡等の死亡に至ることのある重大な副作用が発現するおそれがあるので，本剤投与中はCPMSに準拠して定期的に血糖値等の測定を行うこと。また，臨床症状の観察を十分に行い，高血糖の徴候・症状に注意するとともに，糖尿病治療に関する十分な知識と経験を有する医師と連携して適切な対応を行うこと。特に，糖尿病またはその既往歴もしくはその危険因子を有する患者には，治療上の有益性が危険性を上回ると判断される場合にのみ投与すること。なお，糖尿病性ケトアシドーシスまたは糖尿病性昏睡の徴候が認められた場合には投与を中止し，インスリン製剤を投与するなど適切な処置を行うこと。 **警告4** 本剤の投与にあたっては，患者または代諾者に本剤の有効性および危険性を文書によって説明し，文書で

		同意を得てから投与を開始すること。また，糖尿病性ケトアシドーシス，糖尿病性昏睡等の耐糖能異常に関しては，口渇，多飲，多尿，頻尿等の症状の発現に注意し，異常が認められた場合には，ただちに医師の診察を受けるよう指導すること。
		警告5
		無顆粒球症等の血液障害は投与初期に発現する例が多いので，原則として投与開始後18週間は入院管理下で投与を行い，無顆粒球症等の重篤な副作用発現に関する観察を十分に行うこと。
商品名	一般名	警告1
エビリファイ	アリピプラゾール	糖尿病性ケトアシドーシス，糖尿病性昏睡等の死亡に至ることもある重大な副作用が発現するおそれがあるので，本剤投与中は高血糖の徴候・症状に注意すること。特に，糖尿病またはその既往歴もしくはその危険因子を有する患者には，治療上の有益性が危険性を上回ると判断される場合のみ投与することとし，投与にあたっては，血糖値の測定等の観察を十分に行うこと。
		警告2
		投与にあたっては，あらかじめ上記副作用が発現する場合があることを，患者およびその家族に十分に説明し，口渇，多飲，多尿，頻尿，多食，脱力感等の異常に注意し，このような症状が現れた場合には，ただちに投与を中断し，医師の診察を受けるよう，指導すること。

抗精神病薬の禁忌①

	商品名	一般名	昏睡状態の患者	循環虚脱状態の患者	バルビツール酸誘導体等の中枢神経抑制薬の強い影響下にある患者	麻酔薬等の中枢神経抑制薬の強い影響下にある患者	エピネフリンを投与中の患者
定型	**フェノチアジン系**						
	コントミン	クロルプロマジン	★	★	★	★	★
	ウインタミン		★	★	★	★	★
	ヒルナミン	レボメプロマジン	★	★	★	★	★
	レボトミン		★	★	★	★	★
	ニューレプチル	プロペリシアジン	★	★	★	★	★
	ノバミン	プロクロルペラジン	★	★	★	★	★
	ピーゼットシー	ペルフェナジン	★	★	★	★	★
	フルメジン	フルフェナジン	★	★	★	★	★
	ベゲタミン	クロルプロマジン等	★	★	★	★	★
	ブチロフェノン系						
	セレネース	ハロペリドール	★		★		★
	インプロメン	ブロムペリドール	★		★		★
	トロペロン	チミペロン	★		★		★
	プロピタン	ピパンペロン	★		★		★
	スピロピタン	スピペロン	★		★		★
	オーラップ	ピモジド	★		★	★	
	ベンザミド系						
	ドグマチール	スルピリド					
	アビリット						
	エミレース	ネモナプリド	★		★		

＊1 ・バルビツール酸系化合物に対し過敏症の既往歴のある患者
・2歳未満の乳幼児，ボリコナゾールを投与中の患者

＊2 ・先天性QT延長症候群のある患者，先天性QT延長症候群の家族歴のある患者，不整脈またはその既往歴のある患者
・QT延長を起こしやすい患者
1）QT延長を起こすことが知られている薬剤（スルトプリド等）を投与中の患者
2）低カリウム血症，低マグネシウム血症のある患者

重症の心不全患者	パーキンソン病の患者	妊婦または妊娠している可能性のある婦人	フェノチアジン系化合物及びその類似化合物に対し過敏症の(既往歴のある)患者	ブチロフェノン系化合物に対し過敏症の（既往歴のある）患者	イミノジベンジル系化合物に対し過敏症の（既往歴のある）患者	本薬剤（の成分）に対し過敏症の（既往歴のある）患者	プロラクチン分泌性の下垂体腫瘍（プロラクチノーマ）の患者	その他
			★					
			★					
			★					
			★					
			★					
			★					
			★					
			★					
			★					＊1
★	★	★		★		★		
★	★	★		★		★		
★	★	★		★		★		
★	★			★		★		
★	★			★		★		
	★					★		＊2
						★	★	＊3
						★	★	＊3
	★							

3) 著明な徐脈のある患者

・チトクロムP450（CYP3A4）を阻害する薬剤（HIVプロテアーゼ阻害薬，アゾール系抗真菌薬，テラプレビル，クラリスロマイシン，エリスロマイシン，キヌプリスチン，ダルホプリスチン，アプレピタント，ホスアプレピタント），パロキセチン，フルボキサミン，セルトラリン，エスシタロプラムを投与中の患者

・うつ病の患者

＊3・褐色細胞腫の疑いのある患者

抗精神病薬

抗精神病薬の禁忌②

	商品名	一般名	昏睡状態の患者	循環虚脱状態の患者	バルビツール酸誘導体等の中枢神経抑制薬の強い影響下にある患者	麻酔薬等の中枢神経抑制薬の強い影響下にある患者	エピネフリンを投与中の患者
定型	ベンザミド系						
	バルネチール	スルトプリド	★		★		
	グラマリール	チアプリド					
	イミノジベンジル系						
	クレミン	モサプラミン	★	★	★	★	★
	その他						
	ホーリット	オキシペルチン					
	ロドピン	ゾテピン	★	★	★	★	★
非定型	SDA						
	リスパダール	リスペリドン	★		★		★
	インヴェガ	パリペリドン	★		★		★
	ルーラン	ペロスピロン	★		★		★
	ロナセン	ブロナンセリン	★		★		★
	MARTA						
	セロクエル	クエチアピン	★		★		★
	ジプレキサ	オランザピン	★		★		★
	シクレスト	アセナピン	★		★		★
	クロザリル	クロザピン	★	★			★
	DSS						
	エビリファイ	アリピプラゾール	★		★	★	★
	SDAM						
	レキサルティ	ブレクスピプラゾール	★		★	★	★

＊4・脳障害（脳炎，脳腫瘍，頭部外傷後遺症等）の疑いのある患者

＊5・QT延長を起こすことが知られている薬剤（イミプラミン，ピモジド等）を投与中の患者

＊6・リスペリドンに対し過敏症の既往歴のある患者

＊7・中等度から重度の腎機能障害患者（クレアチニン・クリアランス50mL/分未満）

＊8・アゾール系抗真菌薬，HIVプロテアーゼ阻害薬を投与中の患者

＊9・糖尿病の患者，糖尿病の既往歴のある患者

＊10・重度の肝機能障害（Child-Pugh分類C）のある患者

重症の心不全患者	パーキンソン病の患者	妊婦または妊娠している可能性のある婦人	フェノチアジン系化合物及びその類似化合物に対し過敏症の（既往歴のある）患者	ブチロフェノン系化合物に対し過敏症の（既往歴のある）患者	イミノジベンジル系化合物に対し過敏症の（既往歴のある）患者	本薬剤（の成分）に対し過敏症の（既往歴のある）患者	プロラクチン分泌性の下垂体腫瘍（プロラクチノーマ）の患者	その他
★	★					★	★	＊4＊5
							★	
	★	★			★	★		
			★			★		
						★		
						★		＊6＊7
						★		
						★		＊8
						★		＊9
						★		＊9
						★		＊10
						★		＊11
						★		
						★		

＊11・CPMSへの登録前に白血球数4,000/mm^{3}未満または好中球数2,000/mm^{3}未満の患者，CPMSの規定を遵守できない患者，CPMSで定められた血液検査の中止基準により本剤の投与を中止したことのある患者，無顆粒球症または重度の好中球減少症の既往のある患者，骨髄機能障害のある患者，骨髄抑制を起こす可能性のある薬剤を投与中または放射線療法・化学療法等の骨髄抑制を起こす可能性のある治療中の患者，持効性抗精神病薬（ハロペリドールデカン酸エステル注射液，フルフェナジンデカン酸エステル注射液，リスペリドン持効性懸濁注射液）を投与中の患者，重度のけいれん性疾患または治療により十分な管理がされていないてんかん患者，アルコールまたは薬物による急性中毒の患者，中枢神経抑制状態の患者，重度の心疾患（心筋炎等）のある患者，重度の肝機能障害や腎機能障害の患者，麻痺性イレウスの患者，アドレナリン作動薬（アドレナリン，ノルアドレナリン）を投与中の患者

抗精神病薬の重大な副作用

	商品名	一般名	悪性症候群	突然死	再生不良性貧血	溶血性貧血	麻痺性イレウス	遅発性ジスキネジア	抗利尿ホルモン不適合分泌症候群	皮膚粘膜眼症候群，中毒性表皮壊死症，剥脱性皮膚炎	眼障害	SLE様症状	心室頻拍（Torsades de Pointesを含む）
定型	フェノチアジン系												
	コントミン	クロルプロマジン	★	★	★	★	★	★	★		★	★	★
	ウインタミン		★	★	★	★	★	★	★		★	★	★
	ヒルナミン	レボメプロマジン	★	★	★		★	★	★		★	★	
	レボトミン		★	★	★		★	★	★		★	★	
	ニューレプチル	プロペリシアジン	★	★	★		★	★	★		★	★	
	ピーゼットシー	ペルフェナジン	★	★	★†		★	★	★†		★	★	
	フルメジン	フルフェナジン	★	★†	★†		★	★	★		★	★†	
	ブチロフェノン系												
	セレネース	ハロペリドール	★				★	★	★				★
	インプロメン	ブロムペリドール	★				★	★	★				★†
	オーラップ	ピモジド	★	★									★
	ベンザミド系												
	ドグマチール	スルピリド	★					★					★
	アビリット		★					★					★
	バルネチール	スルトプリド	★				★	★					★
	グラマリール	チアプリド	★										★
	イミノジベンジル系												
	クレミン	モサプラミン	★				★†	★	★†		★†		★†
非定型	SDA												
	リスパダール	リスペリドン	★				★	★	★				
	インヴェガ	パリペリドン	★				★†	★	★†	★			
	ロナセン	ブロナンセリン	★				★	★					
	ルーラン	ペロスピロン	★				★	★	★				
	ロドピン	ゾテピン	★				★	★†	★†				
	MARTA												
	セロクエル	クエチアピン	★				★	★					
	ジプレキサ	オランザピン	★				★	★					
	シクレスト	アセナピン	★				★	★					
	クロザリル	クロザピン	★				★						
	DSS												
	エビリファイ	アリピプラゾール	★				★	★					
	SDAM												
	レキサルティ	ブレクスピプラゾール	★				★	★					

† 類薬での重大な副作用　＊1　心室細動　＊2　肝機能障害（黄疸の記載なし）
＊3　舌腫脹，咽頭浮腫　＊5　劇症肝炎，肝機能障害（黄疸の記載なし）

無顆粒球症，白血球減少	横紋筋融解症	腸管麻痺	けいれん発作	低ナトリウム血症	昏睡	心電図異常	肝機能障害，黄疸	不整脈	高血糖	低血糖	血小板減少	呼吸抑制	脳血管障害	糖尿病性ケトアシドーシス	糖尿病性昏睡	QT延長	過敏症症候群	遅発性ジストニア	アナフィラキシー様症状	肺塞栓症，深部静脈血栓症	持続勃起症	その他
★	★						★											★		★		
★							★											★		★		
★	★																	★		★		
★	★																	★		★		
★																				★		
★																				★		
★																				★		
★	★						★				★									★		＊1
★	★																			★		
★			★	★																★		
★			★				★									★				★		
★			★				★									★				★		
★			★													★				★		
			★		★											★						
★																				★		
★	★						★	★	★	★			★	★	★					★	★	
★	★						★	★	★	★			★	★	★					★	★	
★	★						★		★†					★†	★†					★		＊2
★	★		★						★					★	★					★		
★			★			★														★		
★	★		★				★		★	★				★	★					★		
★	★		★				★		★	★				★	★					★		
★	★		★				★		★	★				★	★				★	★		＊3
★			★						★					★	★					★		＊4
★	★		★							★				★	★				★	★		＊5
★	★		★						★					★	★					★		

＊4　心筋炎，心筋症，心膜炎，心嚢液貯留，起立性低血圧，失神，循環虚脱，好中球減少症，てんかん発作，ミオクローヌス発作，劇症肝炎，肝炎，胆汁うっ滞性黄疸，腸閉塞

抗精神病薬

抗精神病薬の等価換算①

商品名	一般名	等価換算量(mg)	内服使用量(mg/日)
フェノチアジン系			
コントミン，ウインタミン	クロルプロマジン chlorpromazine	100	50～450
ヒルナミン，レボトミン	レボメプロマジン levomepromazine	100	25～200
ニューレプチル	プロペリシアジン propericiazine	20	10～60
ピーゼットシー	ペルフェナジン perphenazine	10	6～48
フルメジン	フルフェナジン fluphenazine	2	1～10
チエピン系			
ロドピン	ゾテピン zotepine	66	75～450
ブチロフェノン系			
セレネース	ハロペリドール haloperidol	2	0.75～6*
インプロメン	ブロムペリドール bromperidol	2	3～36
オーラップ	ピモジト pimozide	4	1～9

*維持用量

抗精神病薬の等価換算②

商品名	一般名	等価換算量（mg）	内服使用量（mg/日）
イミノジベンジル系			
クレミン	モサプラミン mosapramine	33	30～300
ベンザミド系			
ドグマチール，アビリット	スルピリド sulpiride	200	150～1,200
バルネチール	スルトプリド sultopride	200	300～1,800
その他			
リスパダール	リスペリドン risperidone	1	2～12
インヴェガ	パリペリドン pariperidone	1.5	6～12
ロナセン	ブロナンセリン blonanserin	4	4～24
ルーラン	ペロスピロン perospirone	8	12～48
セロクエル	クエチアピン quetiapine	66	50～750
ジプレキサ	オランザピン olanzapine	2.5	5～20
クロザリル	クロザピン clozapine	50	12.5～600
エビリファイ	アリピプラゾール aripiprazole	4	6～30
シクレスト	アセナピン asenapine	4	10～20

抗うつ薬の警告

商品名	一般名	警告
パキシルCR	パロキセチン	海外で実施した7～18歳の大うつ病性障 殺に関するリスクが増加するとの報告も

抗うつ薬の禁忌

商品名	一般名	本剤の成分に対し過敏症の既往歴のある患者	三環系抗うつ薬に対し過敏症の患者	MAO阻害薬を投与中の患者	MAO阻害薬を投与中あるいは投与中止後2週間以内の患者	心筋梗塞の回復初期の患者
三環系						
トフラニール	イミプラミン	★	★		★	★
アナフラニール	クロミプラミン	★	★		★	★
トリプタノール	アミトリプチリン		★		★	★
ノリトレン	ノルトリプチリン	★	★	★		★
アンプリット	ロフェプラミン		★	★		★
アモキサン	アモキサピン		★		★	★
プロチアデン	ドスレピン		★	★		★
四環系						
ルジオミール	マプロチリン	★		★		★
テトラミド	ミアンセリン	★		★		
テシプール	セチプチリン			★		
SSRI						
デプロメール	フルボキサミン	★			★	
ルボックス		★			★	
パキシルCR	パロキセチン	★			★	
ジェイゾロフト	セルトラリン	★			★	
レクサプロ	エスシタロプラム	★			★	
SNRI						
トレドミン	ミルナシプラン	★		★		
サインバルタ	デュロキセチン	★				
イフェクサー	ベンラファキシン	★		★	★	
NaSSA						
リフレックス	ミルタザピン	★			★	
レメロン		★			★	
その他						
レスリン	トラゾドン	★				
デジレル		★				
トリンテリックス	ボルチオキセチン	★		★	★	
ベンザミド系抗精神病薬						
ドグマチール	スルピリド	★				
アビリット		★				
ミラドール		★				

害患者を対象としたプラセボ対照試験において有効性が確認できなかったとの報告，また，自
あるので，本剤を18歳未満の大うつ病性障害患者に投与する際には適応を慎重に検討すること。

塩酸チザニジン，ラメルテオンを投与中の患者	ピモジドを投与中の患者	QT延長症候群のある患者	尿閉（前立腺疾患等）のある患者	緑内障のある患者	てんかん等のけいれん性疾患またはこれらの既往症のある患者	プロラクチン分泌性の下垂体腫瘍（プロラクチノーマ）の患者	褐色細胞腫の疑いのある患者	サキナビルメシル酸塩を投与中の患者	高度の肝障害のある患者	高度の腎障害のある患者	コントロール不良の閉塞隅角緑内障の患者
		★	★	★							
		★	★	★							
			★	★							
			★	★							
				★							
				★							
			★	★							
			★	★	★						
★	★										
★	★										
	★										
	★										
	★	★									
			★								
									★	★	★
									★	★	
								★			
								★			
						★	★				
						★	★				
						★	★				

抗うつ薬の重大な副作用

商品名	一般名	錯乱	せん妄	幻覚	妄想	遅発性ジスキネジア	けいれん	てんかん発作	セロトニン症候群	悪性症候群	昏睡・意識障害	血小板減少	白血球減少、好中球減少	汎血球減少
三環系														
トフラニール	イミプラミン							★	★	★				
アナフラニール	クロミプラミン							★	★	★				★
トリプタノール	アミトリプチリン	★	★	★			★		★	★				
ノリトレン	ノルトリプチリン							★						
アンプリット	ロフェプラミン									★				
アモキサン	アモキサピン	★	★	★		★	★			★				
プロチアデン	ドスレピン									★				
四環系														
ルジオミール	マプロチリン							★		★				
テトラミド	ミアンセリン						★			★				
テシプール	セチプチリン									★				
SSRI														
デプロメール	フルボキサミン	★	★	★	★		★		★	★	★	★	★	
ルボックス		★	★	★	★		★		★	★	★	★	★	
パキシルCR	パロキセチン	★	★	★			★		★	★				
ジェイゾロフト	セルトラリン						★		★	★	★			
レクサプロ	エスシタロプラム						★		★					
SNRI														
トレドミン	ミルナシプラン						★		★	★				★
サインバルタ	デュロキセチン			★			★		★					
イフェクサー	ベンラファキシン						★		★	★		★	★	★*
NaSSA														
リフレックス	ミルタザピン	★					★		★				★	
レメロン							★		★				★	
その他														
レスリン	トラゾドン	★	★						★	★				
デジレル		★	★						★	★				
トリンテリックス	ボルチオキセチン						★		★					
ベンザミド系抗精神病薬														
ドグマチール	スルピリド					★	★			★			★	
アビリット						★	★			★			★	
ミラドール						★	★			★				

*再生不良性貧血を含む　**類薬での重大な副作用

無顆粒球症	骨髄抑制	QT延長	心室頻拍（Torsades de pointesを含む）	心室性期外収縮	心不全	心筋梗塞	心室細動	肝機能障害，黄疸	重篤な肝機能障害	抗利尿ホルモン不適合分泌症候群	横紋筋融解症	麻痺性イレウス	間質性肺炎，好酸球性肺炎	皮膚粘膜眼症候群	顔・舌部の浮腫	持続性勃起	ショック，アナフィラキシー様症状	高血圧クリーゼ	中毒性表皮壊死症	尿　閉	急性汎発性発疹性膿疱症	多形紅斑	肺塞栓症・深部静脈血栓症
★		★	★		★			★		★		★	★										
★		★	★				★	★		★	★	★	★										
★	★					★				★		★			★								
★			★*							★*		★											
										★*		★*											
★								★		★*		★		★					★		★		
★*										★		★*											
★		★	★					★			★	★	★	★									
★								★															
★																							
								★		★							★						
								★		★							★						
									★	★				★					★			★	
								★		★				★			★		★				
		★	★							★													
									★		★				★				★				
									★		★				★			★	★		★		
★		★	★				★			★	★		★	★			★	★	★	★		★	
★								★		★				★								★	
★								★		★				★								★	
★		★	★	★			★					★				★							
★		★	★	★			★					★				★							
										★													
★		★	★					★															★
★		★	★					★															★**
		★	★					★															★**

抗躁薬の禁忌

商品名	一般名	てんかん等の脳波異常のある患者	重篤な心疾患のある患者	リチウムの体内貯留を起こしやすい状態にある患者 ①腎障害のある患者 ②衰弱または脱水状態にある患者 ③発熱、発汗または下痢を伴う疾患のある患者 ④食塩制限患者	ボリコナゾール，タダラフィル，リルピビンを投与中の患者
リーマス	炭酸リチウム	★	★	★	
テグレトール	カルバマゼピン				★
デパケン	バルプロ酸ナトリウム				
デパケンR					
セレニカR					
ラミクタール	ラモトリギン				

抗躁薬の重大な副作用

商品名	一般名	認知症様症状	意識障害	高アンモニア血症を伴う意識障害	脳の萎縮	パーキンソン様症状	悪性症候群	再生不良性貧血	汎血球減少	顆粒球減少，白血球減少	無顆粒球症	溶血性貧血	赤芽球癆，貧血	血小板減少	重篤な血小板減少	血栓塞栓症	高度徐脈
リーマス	炭酸リチウム	★	★				★										★
テグレトール	カルバマゼピン						★	★	★	★	★	★	★	★		★	
デパケン	バルプロ酸ナトリウム	★		★	★	★			★	★		★	★		★		
デパケンR		★		★	★	★			★	★		★	★		★		
セレニカR		★		★	★	★			★	★		★	★		★		
ラミクタール	ラモトリギン							★	★		★						

本剤の成分に対し過敏症の既往歴のある患者						★
ポルフィリン症の患者		★				
尿素サイクル異常症のある患者			★	★	★	
本薬剤投与中はカルバペネム系抗生物質を併用しないこと			★	★	★	
重篤な肝障害のある患者			★	★	★	
第Ⅱ度以上の房室ブロック，高度の徐脈（50拍／分未満）のある患者		★				
重篤な血液障害のある患者		★				
本剤の成分または三環系抗うつ薬に対し過敏症の既往歴のある患者		★				
妊婦または妊娠している可能性のある婦人	★		★	★	★	

洞不全症候群	★					
肝　炎						★
急性汎発性発疹性膿疱症		★				
副甲状腺機能亢進症	★					
甲状腺機能低下症，甲状腺炎	★					
ネフローゼ症候群	★					
過敏症症候群		★	★	★	★	★
アナフィラキシー反応		★				
無菌性髄膜炎		★				★
横紋筋融解症			★	★	★	
急性膵炎			★	★	★	
PIE症候群，間質性肺炎		★				
紅皮症（剝奪性皮膚炎）		★				
SLE様症状		★				
中毒性表皮壊死症		★	★	★	★	★
皮膚粘膜眼症候群		★	★	★	★	★
抗利尿ホルモン不適合分泌症候群		★	★	★	★	
リチウム中毒	★					
ファンコニー症候群			★	★	★	
間質性腎炎	★		★	★	★	
急性腎不全（間質性腎炎等）	★	★				
腎性尿崩症	★					
劇症肝炎等の重篤な肝障害			★	★	★	
肝機能障害，黄疸		★				
うっ血性心不全、房室ブロック，洞機能不全，徐脈		★				

抗不安薬の禁忌

作用時間	商品名	一般名	急性狭隅角緑内障のある患者	重症筋無力症のある患者
	ベンゾジアゼピン系			
超長	レスタス	フルトプラゼパム	★	★
	メイラックス	ロフラゼプ酸エチル	★	★
長	コントール	クロルジアゼポキシド	★	★
	バランス		★	★
	セルシン	ジアゼパム	★	★
	ホリゾン		★	★
	セレナール	オキサゾラム	★	★
	レスミット	メダゼパム	★	★
	セパゾン	クロキサゾラム	★	★
	メンドン	クロラゼプ酸二カリウム	★	★
	エリスパン	フルジアゼパム	★	★
	メレックス	メキサゾラム	★	★
中	レキソタン	ブロマゼパム	★	★
	ワイパックス	ロラゼパム	★	★
	コンスタン	アルプラゾラム	★	★
	ソラナックス		★	★
短	コレミナール	フルタゾラム	★	★
	チエノジアゼピン系			
	リーゼ	クロチアゼパム	★	★
	デパス	エチゾラム	★	★
	その他			
その他	セディール	タンドスピロン		
	アタラックス	塩酸ヒドロキシジン		
	アタラックス-P	パモ酸ヒドロキシジン		

セチリジン，ピペラジン誘導体，アミノフィリン，エチレンジアミンに対し過敏症の既往歴のある患者	本薬剤の成分に対し過敏症の既往歴のある患者	ベンゾジアゼピン系化合物に対して過敏症の既往歴のある患者	インジナビル等（HIVプロテアーゼ阻害薬）を投与中の患者	リトナビル（HIVプロテアーゼ阻害薬）を投与中の患者	ポルフィリン症の患者	妊婦または妊娠している可能性のある婦人
		★				
				★		
				★		
	★					
	★					
	★					
				★		
	★					
	★					
	★		★			
	★		★			

★	★				★	★
★	★				★	★

抗不安薬の重大な副作用

作用時間	商品名	一般名	依存性	禁断症状，退薬症候，離脱症状	幻覚
	ベンゾジアゼピン系				
超長	レスタス	フルトプラゼパム	★	★	
超長	メイラックス	ロフラゼプ酸エチル	★	★	★
長	コントール	クロルジアゼポキシド	★	★	
長	バランス		★	★	
長	セルシン	ジアゼパム	★	★	
長	ホリゾン		★	★	
長	セレナール	オキサゾラム	★		
長	レスミット	メダゼパム	★	★	
長	セパゾン	クロキサゾラム	★	★	
長	メンドン	クロラゼプ酸二カリウム	★	★	
長	エリスパン	フルジアゼパム	★	★	
長	メレックス	メキサゾラム	★	★	
中	レキソタン	ブロマゼパム	★	★	
中	ワイパックス	ロラゼパム	★	★	
中	コンスタン	アルプラゾラム	★	★	
中	ソラナックス		★	★	
短	コレミナール	フルタゾラム	★*	★*	
	チエノジアゼピン系				
短	リーゼ	クロチアゼパム	★	★	
短	デパス	エチゾラム	★	★	
	その他				
その他	セディール	タンドスピロン			
その他	アタラックス	塩酸ヒドロキシジン			
その他	アタラックス-P	パモ酸ヒドロキシジン			

＊類薬での重大な副作用

刺激興奮	錯乱	セロトニン症候群	呼吸抑制	炭酸ガスナルコーシス	悪性症候群	横紋筋融解症	間質性肺炎	肝機能障害，黄疸	ショック	アナフィラキシー様症状
★*	★*									
★	★		★							
★	★		★							
★	★		★							
★	★		★							
★	★		★							
★	★									
★										
★	★									
★	★									
★	★									
★	★									
★	★		★*							
★	★		★					★		★
★	★		★					★		★
★*	★*									
								★		
			★	★	★	★	★	★		
		★		★				★		
								★	★	★
								★	★	★

DSM-5		ICD-10	
1　神経発達症群/神経発達障害群		F7 F8 F9	精神遅滞[知的障害] 心理的発達の障害 小児期および青年期に通常発症する行動および情緒の障害(F90-F98)
知的能力障害群		**F7** **F88**	**精神遅滞[知的障害]** **他の心理的発達の障害**
__.__	知的能力障害(知的発達症/知的発達障害)		
317	軽度	F70	軽度精神遅滞[知的障害]
318.0	中等度	F71	中度[中等度]精神遅滞[知的障害]
318.1	重度	F72	重度精神遅滞[知的障害]
318.2	最重度	F73	最重度精神遅滞[知的障害]
315.8	全般的発達遅延	F88	他の心理的発達の障害
319	特定不能の知的能力障害(特定不能の知的発達症/特定不能の知的発達障害)	F79	特定不能の精神遅滞[知的障害]
コミュニケーション症群/コミュニケーション障害群		**F80** **F98**	**会話および言語の特異的発達障害** **小児期および青年期に通常発症する他の行動および情緒の障害**
315.32	言語症/言語障害	F80.2	受容性言語障害
315.39	語音症/語音障害	F80.0	特異的会話構音障害
315.35	小児期発症流暢症(吃音)/小児期発症流暢障害(吃音)	F80.8 F98.5	他の会話および言語の発達障害 吃音[症]
315.39	社会的(語用論的)コミュニケーション症/社会的(語用論的)コミュニケーション障害	F80.8	他の会話および言語の発達障害
307.9	特定不能のコミュニケーション症/特定不能のコミュニケーション障害	F80.9	会話および言語の発達障害，特定不能のもの
自閉スペクトラム症/自閉症スペクトラム障害		**F84**	**広汎性発達障害**
299.00	自閉スペクトラム症/自閉症スペクトラム障害	F84.0 F84.5 F84.8	小児自閉症 アスペルガー症候群 他の広汎性発達障害
注意欠如・多動症/注意欠如・多動性障害		**F90**	**多動性障害**
__.__	注意欠如・多動症/注意欠如・多動性障害		
314.01	混合して存在	F90.0	活動性および注意の障害
314.00	不注意優勢に存在	F90.8	他の多動性障害
314.01	多動・衝動優勢に存在	F90.8	〃
314.01	他の特定される注意欠如・多動症/他の特定される注意欠如・多動性障害	F90.8	〃

DSM-5		ICD-10	
314.01	特定不能の注意欠如・多動症/特定不能の注意欠如・多動性障害	F90.9	多動性障害，特定不能のもの
限局性学習症/限局性学習障害		**F81**	**学力の特異的発達障害**
__.__	限局性学習症/限局性学習障害		
315.00	読字の障害を伴う	F81.0	特異的読字障害
315.2	書字表出の障害を伴う	F81.1	特異的綴字[書字]障害
315.1	算数の障害を伴う	F81.2	特異的算数能力障害[算数能力の特異的障害]
運動症群/運動障害群		**F82** **F98**	**運動機能の特異的発達障害** **小児期および青年期に通常発症する他の行動および情緒の障害**
315.4	発達性協調運動症/発達性協調運動障害	F82	運動機能の特異的発達障害
307.3	常同運動症/常同運動障害	F98.4	常同運動障害
チック症群/チック障害群		**F95**	**チック障害**
307.23	トゥレット症/トゥレット障害	F95.2	音声および多発運動性の合併したチック障害(ド・ラ・トゥレット症候群)
307.22	持続性(慢性)運動または音声チック症/持続性(慢性)運動または音声チック障害	F95.1	慢性運動性あるいは音声チック障害
307.21	暫定的チック症/暫定的チック障害	F95.0	一過性チック障害
307.20	他の特定されるチック症/他の特定されるチック障害	F95.8	他のチック障害
307.20	特定不能のチック症/特定不能のチック障害	F95.9	チック障害，特定不能のもの
他の神経発達症群/他の神経発達障害群		**F88** **F89**	**他の心理的発達の障害** **特定不能の心理的発達の障害**
315.8	他の特定される神経発達症/他の特定される神経発達障害	F88	他の心理的発達の障害
315.9	特定不能の神経発達症/特定不能の神経発達障害	F89	特定不能の心理的発達の障害
2　統合失調症スペクトラム障害および他の精神病性障害群		**F2** **F06** **F1**	**統合失調性，統合失調型障害および妄想性障害** **脳損傷，脳機能不全および身体疾患による他の精神障害** **精神作用物質使用による精神および行動の障害**
301.22	統合失調型(パーソナリティ)障害	F21	統合失調型障害
297.1	妄想性障害	F22	持続性妄想性障害
298.8	短期精神病性障害	F23	急性一過性精神病性障害
295.40	統合失調症様障害	F20.8	他の統合失調症
295.90	統合失調症	F20	統合失調症
__.__	統合失調感情障害		
95.70	双極型	F25.0	統合失調感情障害，躁病型

DSM-5		ICD-10	
295.70	抑うつ型	F25.1	統合失調感情障害，うつ病型
__.__	物質・医薬品誘発性精神病性障害	F1x.50	(精神作用物質使用による)精神病性障害，統合失調症様のもの
__.__	他の医学的疾患による精神病性障害		
293.81	妄想を伴う	F06.2	器質性妄想性(統合失調症様)障害
293.82	幻覚を伴う	F06.0	器質性幻覚症
293.89	他の精神疾患に関連する緊張病(緊張病の特定用語)	F06.1	器質性緊張病性障害
293.89	他の医学的疾患による緊張病性障害	F06.1	〃
293.89	特定不能の緊張病	F06.1	〃
298.8	他の特定される統合失調症スペクトラム障害および他の精神病性障害	F28	他の非器質性精神病性障害
298.9	特定不能の統合失調症スペクトラム障害および他の精神病性障害	F29	特定不能の非器質性精神病
3	双極性障害および関連障害群	F31 F34 F06 F1	双極性感情障害[躁うつ病] 持続性気分(感情)障害 脳損傷，脳機能不全および身体疾患による他の精神障害 精神作用物質使用による精神および行動の障害
__.__	双極Ｉ型障害		
__.__	現在または直近のエピソードが躁病		
296.41	軽度	F31.1	双極性感情障害，現在精神病症状を伴わない躁病エピソード
296.42	中等度	F31.1	〃
296.43	重度	F31.1	〃
296.44	精神病性の特徴を伴う	F31.2	双極性感情障害，現在精神病症状を伴う躁病エピソード
296.45	部分寛解	F31.7	双極性感情障害，現在寛解状態にあるもの
296.46	完全寛解	F31.7	〃
296.40	特定不能	F31.9	双極性感情障害，特定不能のもの
296.40	現在または直近のエピソードが軽躁病	F31.0	双極性感情障害，現在軽躁病エピソード
296.45	部分寛解	F31.7	双極性感情障害，現在寛解状態にあるもの
296.46	完全寛解	F31.7	〃
296.40	特定不能	F31.9	双極性感情障害，特定不能のもの
__.__	現在または直近のエピソードが抑うつ		
296.51	軽度	F31.3	双極性感情障害，現在軽症あるいは中等症うつ病エピソード

DSM-5		ICD-10	
296.52	中等度	F31.3	双極性感情障害，現在軽症あるいは中等症うつ病エピソード
296.53	重度	F31.4	双極性感情障害，現在精神病症状を伴わない重症うつ病エピソード
296.54	精神病性の特徴を伴う	F31.5	双極性感情障害，現在精神病症状を伴う重症うつ病エピソード
296.55	部分寛解	F31.7	双極性感情障害，現在寛解状態にあるもの
296.56	完全寛解	F31.7	〃
296.50	特定不能	F31.9	双極性感情障害，特定不能のもの
296.7	現在または直近のエピソードが特定不能	F31.0	〃
296.89	双極Ⅱ型障害	F31.8	他の双極性感情障害
301.13	気分循環性障害	F34.0	気分循環症
＿.＿	物質・医薬品誘発性双極性障害および関連障害	F1x.55	(精神作用物質使用による)精神病性障害，主として躁病症状のもの
293.83	他の医学的疾患による双極性障害および関連障害		
293.83	躁病の特徴を伴う	F06.8	脳損傷，脳機能不全および身体疾患による他の特定の精神障害
293.83	躁病または軽躁病類似エピソードを伴う	F06.30	器質性躁病性障害
293.83	混合性の特徴を伴う	F06.33	器質性混合性感情障害
296.89	他の特定される双極性障害および関連障害	F31.8	他の双極性感情障害
296.80	特定不能の双極性障害および関連障害	F31.9	双極性感情障害，特定不能のもの
	4　抑うつ障害群		F32　うつ病エピソード F33　反復性うつ病性障害 F34　持続性気分(感情)障害 F06　脳損傷，脳機能不全および身体疾患による他の精神障害 F1　精神作用物質使用による精神および行動の障害 N94　女性性器および月経周期に関連する疼痛およびその他の病態
296.99	重篤気分調節症	F34.8	他の持続性気分(感情)障害
＿.＿	うつ病(DSM-5)/大うつ病性障害		
＿.＿	単一エピソード		
296.21	軽度	F32.0	軽症うつ病エピソード
296.22	中等度	F32.1	中等症うつ病エピソード
296.23	重度	F32.2	精神病症状を伴わない重症うつ病エピソード
296.24	精神病性の特徴を伴う	F32.3	精神病症状を伴う重症うつ病エピソード
296.25	部分寛解		該当コードなし

DSM-5		ICD-10	
296.26	完全寛解		該当コードなし
296.20	特定不能	F32.9	うつ病エピソード，特定不能のもの
—.—	反復エピソード		
296.31	軽度	F33.0	反復性うつ病性障害，現在軽症エピソード
296.32	中等度	F33.1	反復性うつ病性障害，現在中等症エピソード
296.33	重度	F33.2	反復性うつ病性障害，現在精神病症状を伴わない重症エピソード
296.34	精神病性の特徴を伴う	F33.3	反復性うつ病性障害，現在精神病症状を伴う重症エピソード
296.35	部分寛解	F33.4	反復性うつ病性障害，現在寛解状態にあるもの
296.36	完全寛解	F33.4	〃
296.30	特定不能	F33.9	反復性うつ病性障害，特定不能のもの
300.4	持続性抑うつ障害(気分変調症)	F34.1 F32	気分変調症 うつ病エピソード
625.4	月経前不快気分障害	N94.3	月経前(緊張)症候群
—.—	物質・医薬品誘発性抑うつ障害	F1x.8	(精神作用物質使用による)他の精神および行動の障害
293.83	他の医学的疾患による抑うつ障害		
293.83	抑うつの特徴を伴う	F06.8	脳損傷，脳機能不全および身体疾患による他の特定の精神障害
293.83	抑うつエピソード様病像を伴う	F06.32	器質性うつ病性障害
293.83	混合性の特徴を伴う	F06.33	器質性混合性感情障害
311	他の特定される抑うつ障害	F32.8	他のうつ病エピソード
311	特定不能の抑うつ障害	F32.9	うつ病エピソード，特定不能のもの
5	不安症群/不安障害群	F40 F41 F06 F1 F93 F94	恐怖症性不安障害 他の不安障害 脳損傷，脳機能不全および身体疾患による他の精神障害 精神作用物質使用による精神および行動の障害 小児期に特異的に発症する情緒障害 小児期および青年期に特異的に発症する社会的機能の障害
309.21	分離不安症/分離不安障害	F93.0	小児期の分離不安障害
313.23	選択性緘黙	F94.0	選択性緘黙
300.29	限局性恐怖症		
300.29	動物	F40.2	特異的(個別的)恐怖症
300.29	自然環境	F40.2	〃

DSM-5		ICD-10	
__.__	血液・注射・負傷		
300.29	血液の恐怖	F40.2	特異的(個別的)恐怖症
300.29	注射や輸液の恐怖	F40.2	〃
300.29	他の医療処置の恐怖	F40.2	〃
300.29	負傷の恐怖	F40.2	〃
300.29	状況	F40.2	〃
300.29	その他	F40.2	〃
300.23	社交不安症/社交不安障害(社交恐怖)	F40.1	社会[社交]恐怖[症]
300.01	パニック症/パニック障害	F41.0	パニック障害(エピソード[挿間]性発作性不安)
__.__	パニック発作特定用語		
300.22	広場恐怖症	F40.00	広場恐怖[症], パニック障害を伴わないもの
300.02	全般不安症/全般性不安障害	F41.1	全般性不安障害
__.__	物質・医薬品誘発性不安症/物質・医薬品誘発性不安障害	F1x.8	(精神作用物質使用による)他の精神および行動の障害
293.84	他の医学的疾患による不安症/他の医学的疾患による不安障害	F06.4	器質性不安障害
300.09	他の特定される不安症/他の特定される不安障害	F41.8	他の特定の不安障害
300.00	特定不能の不安症/特定不能の不安障害	F41.9	不安障害, 特定不能のもの
6	強迫症および関連症群/強迫性障害および関連障害群	F42 F45 F06 F1 F63 L98	強迫性障害 身体表現性障害 脳損傷, 脳機能不全および身体疾患による他の精神障害 精神作用物質使用による精神および行動の障害 習慣および衝動の障害 皮膚および皮下組織のその他の障害, 他に分類されないもの
300.3	強迫症/強迫性障害	F42	強迫性障害
300.7	醜形恐怖症/身体醜形障害	F45.2	心気障害
300.3	ためこみ症	F42	強迫性障害
312.39	抜毛症	F63.3	抜毛症[抜毛癖]
698.4	皮膚むしり症	L98.1	人工皮膚炎
__.__	物質・医薬品誘発性強迫症および関連症/物質・医薬品誘発性強迫性障害および関連障害	F1x.8	他の精神および行動の障害
294.8	他の医学的疾患による強迫症および関連症/他の医学的疾患による強迫性障害および関連障害	F06.8	脳損傷, 脳機能不全および身体疾患による他の特定の精神障害
00.3	他の特定される強迫症および関連症/他の特定される強迫性障害および関連障害	F42	強迫性障害

DSM-5		ICD-10	
300.3	特定不能の強迫症および関連症/特定不能の強迫性障害および関連障害	F42	強迫性障害
7	心的外傷およびストレス因関連障害群	F43	重度ストレス反応[重度ストレスへの反応]および適応障害
		F94	小児期および青年期に特異的に発症する社会的機能の障害
313.89	反応性アタッチメント障害/反応性愛着障害	F94.1	小児期の反応性愛着障害
313.89	脱抑制型対人交流障害	F94.2	小児期の脱抑制性愛着障害
309.81	心的外傷後ストレス障害(6歳以下の子どもの心的外傷後ストレス障害を含む)	F43.1	心的外傷後ストレス障害
308.3	急性ストレス障害	F43.0	急性ストレス反応
—.—	適応障害		
309.0	抑うつ気分を伴う	F43.20	適応障害，短期抑うつ反応
		F43.21	適応障害，遷延性抑うつ反応
309.24	不安を伴う	F43.23	適応障害，主として他の情緒の障害を伴うもの
309.28	不安と抑うつ気分の混合を伴う	F43.22	適応障害，混合性不安抑うつ反応
309.3	素行の障害を伴う	F43.24	適応障害，主として行為の障害を伴うもの
309.4	情動と素行の障害の混合を伴う	F43.25	適応障害，情緒および行為の混合性の障害を伴うもの
309.9	特定不能	F43.28	適応障害，他の特定の症状が優勢なもの
309.89	他の特定される心的外傷およびストレス因関連障害	F43.8	他の重度ストレス反応[重度ストレスへの反応]
309.9	特定不能の心的外傷およびストレス因関連障害	F43.9	重度ストレス反応[重度ストレスへの反応]，特定不能のもの
8	解離症群/解離性障害群	F44	解離性(転換性)障害
		F48	他の神経症性障害
300.14	解離性同一症/解離性同一性障害	F44.81	多重人格障害
300.12	解離性健忘	F44.0	解離性健忘
300.13	解離性とん走を伴う	F44.1	解離性遁走[フーグ]
300.6	離人感・現実感消失症/離人感・現実感消失障害	F48.1	離人・現実感喪失症候群
300.15	他の特定される解離症/他の特定される解離性障害	F44.8	他の解離性(転換性)障害
300.15	特定不能の解離症/特定不能の解離性障害	F44.9	解離性(転換性)障害，特定不能のもの

DSM-5		ICD-10	
9　身体症状症および関連症群		F44 F45 F54 F68	解離性(転換性)障害 身体表現性障害 他に分類される障害あるいは疾患に関連した心理的および行動的要因 他の成人のパーソナリティおよび行動の障害
300.82	身体症状症	F45.1	鑑別不能型[分類困難な]身体表現性障害
300.7	病気不安症	F45.2	心気障害
300.11	変換症/転換性障害(機能性神経症状症)		
300.11	脱力または麻痺を伴う	F44.4	解離性運動障害
300.11	異常運動を伴う	F44.4	〃
300.11	嚥下症状を伴う	F44.4	〃
300.11	発話症状を伴う	F44.4	〃
300.11	発作またはけいれんを伴う	F44.5	解離性けいれん
300.11	知覚麻痺または感覚脱失を伴う	F44.6	解離性知覚麻痺および感覚脱失
300.11	特別な感覚症状を伴う	F44.6	〃
300.11	混合症状を伴う	F44.7	混合性解離性(転換性)障害
316	他の医学的疾患に影響する心理的要因	F54	他に分類される障害あるいは疾患に関連した心理的および行動的要因
300.19	作為症/虚偽性障害(自らに負わせる作為症, 他者に負わせる作為症を含む)	F68.1	症状あるいは能力低下の意図的産出あるいは偽装, 身体的あるいは心理的なもの(虚偽性障害)
300.89	他の特定される身体症状症および関連症	F45.8	他の身体表現性障害
300.82	特定不能の身体症状症および関連症	F45.9	身体表現性障害, 特定不能のもの
10　食行動障害および摂食障害群		F50 F98	摂食障害 小児期および青年期に通常発症する他の行動および情緒の障害
307.52	異食症		
307.52	子ども	F98.3	乳幼児期および小児期の異食症
307.52	成人	F50.8	他の摂食障害
307.53	反芻症/反芻性障害	F98.2	乳幼児期および小児期の哺育障害
307.59	回避・制限性食物摂取症/回避・制限性食物摂取障害	F50.8	他の摂食障害
307.1	神経性やせ症/神経性無食欲症		
307.1	摂食制限型	F50.0	神経性無食欲症
307.1	過食・排出型	F50.0	〃
307.51	神経性過食症/神経性大食症	F50.2	神経性過食[大食]症
307.51	過食性障害	F50.8	他の摂食障害
307.59	他の特定される食行動障害または摂食障害	F50.8	〃

DSM-5		ICD-10	
307.50	特定不能の食行動障害または摂食障害	F50.9	摂食障害，特定不能のもの
	11　排泄症群	F98	小児期および青年期に通常発症する他の行動および情緒の障害
307.6	遺尿症	F98.0	非器質性遺尿症
307.7	遺糞症	F98.1	非器質性遺糞症
__.__	他の特定される排泄症		
788.39	排尿の症状を伴う		該当コードなし
787.60	排便の症状を伴う		〃
__.__	特定不能の排泄症		
788.30	排尿の症状を伴う		該当コードなし
787.60	排便の症状を伴う		〃
	12　睡眠-覚醒障害群	F51 G47	非器質性睡眠障害 睡眠障害
307.42	不眠障害	F51.0	非器質性不眠症
307.44	過眠障害	F51.1	非器質性過眠症
__.__	ナルコレプシー		
347.00	情動脱力発作を伴わないがオレキシン(ヒポクレチン)欠乏を伴うナルコレプシー	G47.4	ナルコレプシーおよびカタプレキシー
347.01	情動脱力発作を伴うがオレキシン(ヒポクレチン)欠乏を伴わないナルコレプシー	G47.4	〃
347.00	聾とナルコレプシーを伴う常染色体優性小脳失調	G47.4	〃
347.00	肥満と2型糖尿病を伴う常染色体優性ナルコレプシー	G47.4	〃
347.10	他の医学的疾患に続発するナルコレプシー	G47.4	〃
	呼吸関連睡眠障害群	G47	睡眠障害
327.23	閉塞性睡眠時無呼吸低呼吸	G47.3	睡眠時無呼吸
__.__	中枢性睡眠時無呼吸		
327.21	特発性中枢性睡眠時無呼吸	G47.3	睡眠時無呼吸
786.04	チェーンストークス呼吸		該当コードなし
780.57	オピオイド使用に併存する中枢性睡眠時無呼吸	G47.3	睡眠時無呼吸
__.__	睡眠関連低換気		
327.24	特発性低換気	G47.3	睡眠時無呼吸
327.25	先天性中枢性肺胞低換気	G47.3	〃
327.26	併存性睡眠関連低換気	G47.3	〃
__.__	概日リズム睡眠-覚醒障害群		
307.45	睡眠相後退型	G47.2	睡眠・覚醒スケジュール障害
307.45	睡眠相前進型	G47.2	〃
307.45	不規則睡眠-覚醒型	G47.2	〃
307.45	非24時間睡眠-覚醒型	G47.2	〃
307.45	交代勤務型	G47.2	〃

DSM-5	ICD-10
307.45　特定不能型	G47.2　睡眠・覚醒スケジュール障害
睡眠時随伴症群	**F51　非器質性睡眠障害**
__.__　ノンレムからの睡眠覚醒障害	
307.46　睡眠時遊行症型	F51.3　睡眠時遊行症(夢中遊行症[夢遊病])
307.46　睡眠時驚愕症型	F51.4　睡眠時驚愕症(夜驚症)
307.47　悪夢障害	F51.5　悪夢
327.42　レム睡眠行動障害	該当コードなし
333.94　レストレスレッグス症候群(むずむず脚症候群)	〃
__.__　物質・医薬品誘発性睡眠障害	
780.52　他の特定される不眠障害	該当コードなし
780.52　特定不能の不眠障害	〃
780.54　他の特定される過眠障害	〃
780.54　特定不能の過眠障害	〃
780.59　他の特定される睡眠-覚醒障害	〃
780.59　特定不能の睡眠-覚醒障害	〃
13　性機能不全群	**F52　性機能不全，器質性の障害あるいは疾患によらないもの**
302.74　射精遅延	F52.3　オルガズム機能不全
302.72　勃起障害	F52.2　性器反応不全
302.73　女性オルガズム障害	F52.3　オルガズム機能不全
302.72　女性の性的関心・興奮障害	F52.2　性器反応不全
302.76　性器-骨盤痛・挿入障害	F52.6　非器質性性交疼痛症
302.71　男性の性欲低下障害	F52.0　性欲欠如あるいは性欲喪失
302.75　早漏	F52.4　早漏
__.__　物質・医薬品誘発性性機能不全	
302.79　他の特定される性機能不全	F52.8　他の性機能不全，器質性の障害あるいは疾患によらないもの
302.70　特定不能の性機能不全	F52.9　特定不能の性機能不全，器質性の障害あるいは疾患によらないもの
14　性別違和	**F64　性同一性障害**
__.__　性別違和	
302.6　子どもの性別違和	F64.2　小児期の性同一性障害
302.85　青年および成人の性別違和	F64.1　両性役割服装倒錯症
302.6　他の特定される性別違和	F64.8　他の性同一性障害
302.6　特定不能の性別違和	F64.9　性同一性障害，特定不能のもの
15　秩序破壊的・衝動制御・素行症群	**F91　行為障害** **F60　特定のパーソナリティ障害** **F63　習慣および衝動の障害**
313.81　反抗挑発症/反抗挑戦性障害	F91.3　反抗挑戦性障害
312.34　間欠爆発症/間欠性爆発性障害	F63.8　他の習慣および衝動の障害
__.__　素行症/素行障害	
312.81　小児期発症型	F91　行為障害
312.82　青年期発症型	F91　〃
312.89　特定不能の発症年齢	F91　〃

DSM-5	ICD-10
301.7　反社会性パーソナリティ障害	F60.2　非社会性パーソナリティ障害
312.33　放火症	F63.1　病的放火(放火癖)
312.32　窃盗症	F63.2　病的窃盗(窃盗癖)
312.89　他の特定される秩序破壊的・衝動制御・素行症	F91.8　他の行為障害
312.9　特定不能の秩序破壊的・衝動制御・素行症	F91.9　行為障害，特定不能のもの
16　物質関連障害および嗜癖性障害群	**F1　精神作用物質使用による精神および行動の障害** **F63　習慣および衝動の障害** **Z72　生活様式に関連する話題**
物質関連障害群 **アルコール関連障害群**	**F10.-　アルコール使用による精神および行動の障害**
＿.＿　アルコール使用障害	
305.00　　軽度	F10.1　アルコール使用による精神および行動の障害，有害な使用
303.90　　中等度	F10.2　アルコール使用による精神および行動の障害，依存症候群
303.90　　重度	F10.2　〃
303.00　アルコール中毒	
303.00　　軽度の使用障害を伴う	F10.1　アルコール使用による精神および行動の障害，有害な使用
303.00　　中等産または重度の使用障害を伴う	F10.2　アルコール使用による精神および行動の障害，依存症候群
303.00　　使用障害を伴わない	F10.9　アルコール使用による精神および行動の障害，特定不能の精神および行動の障害
291.81　アルコール離脱	
291.81　　知覚障害を伴わない	F10.3　アルコール使用による精神および行動の障害，離脱状態
291.81　　知覚障害を伴う	F10.3　〃
＿.＿　他のアルコール誘発性障害群	
291.9　特定不能のアルコール関連障害	F10.9　アルコール使用による精神および行動の障害，特定不能の精神および行動の障害
カフェイン関連障害群	**F15.-　カフェインおよび他の精神刺激薬使用による精神および行動の障害**
305.90　カフェイン中毒	F15.0　カフェインおよび他の精神刺激薬使用による精神および行動の障害，急性中毒
292.0　カフェイン離脱	F15.3　カフェインおよび他の精神刺激薬使用による精神および行動の障害，離脱状態

DSM-5		ICD-10	
__.__	他のカフェイン誘発性障害群		
292.9	特定不能のカフェイン関連障害	F15.9	カフェインおよび他の精神刺激薬使用による精神および行動の障害，特定不能の精神および行動の障害
大麻関連障害群		**F12.-**	**大麻類使用による精神および行動の障害**
__.__	大麻使用障害		
305.20	軽度	F12.1	大麻類使用による精神および行動の障害，有害な使用
304.30	中等度	F12.2	大麻類使用による精神および行動の障害，依存症候群
304.30	重度	F12.2	〃
292.89	大麻中毒		
	知覚障害を伴わない		
292.89	軽度の使用障害を伴う	F12.1	大麻類使用による精神および行動の障害，有害な使用
292.89	中等度または重度の使用障害を伴う	F12.2	大麻類使用による精神および行動の障害，依存症候群
292.89	使用障害を伴わない	F12.9	大麻類使用による精神および行動の障害，特定不能の精神および行動の障害
	知覚障害を伴う		
292.89	軽度の使用障害を伴う	F12.1	大麻類使用による精神および行動の障害，有害な使用
292.89	中等度または重度の使用障害を伴う	F12.2	大麻類使用による精神および行動の障害，依存症候群
292.89	使用障害を伴わない	F12.9	大麻類使用による精神および行動の障害，特定不能の精神および行動の障害
292.0	大麻離脱	F12.3	大麻類使用による精神および行動の障害，離脱状態
__.__	他の大麻誘発性障害群		
292.9	特定不能の大麻関連障害	F12.9	大麻類使用による精神および行動の障害，特定不能の精神および行動の障害
幻覚薬関連障害群		**F16.-**	**幻覚剤使用による精神および行動の障害**
__.__	フェンシクリジン使用障害		
305.90	軽度	F16.1	幻覚剤使用による精神および行動の障害，有害な使用
304.60	中等度	F16.2	幻覚剤使用による精神および行動の障害，依存症候群
304.60	重度	F16.2	〃

DSM-5		ICD-10	
___.___	他の幻覚薬使用障害		
305.30	軽度	F16.1	幻覚剤使用による精神および行動の障害，有害な使用
304.50	中等度	F16.2	幻覚剤使用による精神および行動の障害，依存症候群
304.50	重度	F16.2	〃
292.89	フェンシクリジン中毒		
292.89	軽度の使用障害を伴う	F16.1	幻覚剤使用による精神および行動の障害，有害な使用
292.89	中等度または重度の使用障害を伴う	F16.2	幻覚剤使用による精神および行動の障害，依存症候群
292.89	使用障害を伴わない	F16.9	幻覚剤使用による精神および行動の障害，特定不能の精神および行動の障害
292.89	他の幻覚薬中毒		
292.89	軽度の使用障害を伴う	F16.1	幻覚剤使用による精神および行動の障害，有害な使用
292.89	中等度または重度の使用障害を伴う	F16.2	幻覚剤使用による精神および行動の障害，依存症候群
292.89	使用障害を伴わない	F16.9	幻覚剤使用による精神および行動の障害，特定不能の精神および行動の障害
292.89	幻覚薬持続性知覚障害	F16.9	〃
___.___	他のフェンシクリジン誘発性障害群		
___.___	他の幻覚薬誘発性障害群		
292.9	特定不能のフェンシクリジン関連障害	F16.9	幻覚剤使用による精神および行動の障害，特定不能の精神および行動の障害
292.9	特定不能の幻覚薬関連障害	F16.9	〃
吸入剤関連障害群		**F18.-**	**揮発性溶剤使用による精神および行動の障害**
___.___	吸入剤使用障害		
305.90	軽度	F18.1	揮発性溶剤使用による精神および行動の障害，有害な使用
304.60	中等度	F18.2	揮発性溶剤使用による精神および行動の障害，依存症候群
304.60	重度	F18.2	〃
292.89	吸入剤中毒		
292.89	軽度の使用障害を伴う	F18.1	揮発性溶剤使用による精神および行動の障害，有害な使用
292.89	中等度または重度の使用障害を伴う	F18.2	揮発性溶剤使用による精神および行動の障害，依存症候群
292.89	使用障害を伴わない	F18.9	揮発性溶剤使用による精神および行動の障害，特定不能の精神および行動の障害

DSM-5		ICD-10	
__.__	他の吸入剤誘発性障害群		
292.9	特定不能の吸入剤関連障害	F18.9	揮発性溶剤使用による精神および行動の障害，特定不能の精神および行動の障害
オピオイド関連障害群		**F11.-**	**アヘン類使用による精神および行動の障害**
__.__	オピオイド使用障害		
305.50	軽度	F11.1	アヘン類使用による精神および行動の障害，有害な使用
304.00	中等度	F11.2	アヘン類使用による精神および行動の障害，依存症候群
304.00	重度	F11.2	〃
292.89	オピオイド中毒		
	知覚障害を伴わない		
292.89	軽度の使用障害を伴う	F11.1	アヘン類使用による精神および行動の障害，有害な使用
292.89	中等度または重度の使用障害を伴う	F11.2	アヘン類使用による精神および行動の障害，依存症候群
292.89	使用障害を伴わない	F11.9	アヘン類使用による精神および行動の障害，特定不能の精神および行動の障害
	知覚障害を伴う		
292.89	軽度の使用障害を伴う	F11.1	アヘン類使用による精神および行動の障害，有害な使用
292.89	中等度または重度の使用障害を伴う	F11.2	アヘン類使用による精神および行動の障害，依存症候群
292.89	使用障害を伴わない	F11.9	アヘン類使用による精神および行動の障害，特定不能の精神および行動の障害
292.0	オピオイド離脱	F11.3	アヘン類使用による精神および行動の障害，離脱状態
__.__	他のオピオイド誘発性障害群		
292.9	特定不能のオピオイド関連障害	F11.9	アヘン類使用による精神および行動の障害，特定不能の精神および行動の障害
鎮静薬，睡眠薬，または抗不安薬関連障害群		**F13.-**	**鎮静薬あるいは睡眠薬使用による精神および行動の障害**
__.__	鎮静薬，睡眠薬，または抗不安薬使用障害		
305.40	軽度	F13.1	鎮静薬あるいは睡眠薬使用による精神および行動の障害，有害な使用
304.10	中等度	F13.2	鎮静薬あるいは睡眠薬使用による精神および行動の障害，依存症候群
304.10	重度	F13.2	〃

DSM-5とICD-10の対照表

DSM-5		ICD-10	
292.89	鎮静薬，睡眠薬，または抗不安薬中毒		
292.89	軽度の使用障害を伴う	F13.1	鎮静薬あるいは睡眠薬使用による精神および行動の障害，有害な使用
292.89	中等度または重度の使用障害を伴う	F13.2	鎮静薬あるいは睡眠薬使用による精神および行動の障害，依存症候群
292.89	使用障害を伴わない	F13.9	鎮静薬あるいは睡眠薬使用による精神および行動の障害，特定不能の精神および行動の障害
292.0	鎮静薬，睡眠薬，または抗不安薬離脱		
292.0	知覚障害を伴わない	F13.3	鎮静薬あるいは睡眠薬使用による精神および行動の障害，離脱状態
292.0	知覚障害を伴う	F13.3	〃
__.__	他の鎮静薬，睡眠薬，または抗不安薬誘発性障害群		
292.9	特定不能の鎮静薬，睡眠薬，または抗不安薬関連障害	F13.9	鎮静薬あるいは睡眠薬使用による精神および行動の障害，特定不能の精神および行動の障害
精神刺激薬関連障害群		**F15.-**	**カフェインおよび他の精神刺激薬使用による精神および行動の障害**
		F14.-	**コカイン使用による精神および行動の障害**
__.__	精神刺激薬使用障害		
__.__	軽度		
305.70	アンフェタミン型物質	F15.1	カフェインおよび他の精神刺激薬使用による精神および行動の障害，有害な使用
305.60	コカイン	F14.1	コカイン使用による精神および行動の障害，有害な使用
305.70	他のまたは特定不能の精神刺激薬	F15.1	カフェインおよび他の精神刺激薬使用による精神および行動の障害，有害な使用
__.__	中等度		
304.40	アンフェタミン型物質	F15.2	カフェインおよび他の精神刺激薬使用による精神および行動の障害，依存症候群
304.20	コカイン	F14.2	コカイン使用による精神および行動の障害，依存症候群
304.40	他のまたは特定不能の精神刺激薬	F15.2	カフェインおよび他の精神刺激薬使用による精神および行動の障害，依存症候群

DSM-5		ICD-10	
＿.＿	重度		
304.40	アンフェタミン型物質	F15.2	カフェインおよび他の精神刺激薬使用による精神および行動の障害，依存症候群
304.20	コカイン	F14.2	コカイン使用による精神および行動の障害，依存症候群
304.40	他のまたは特定不能の精神刺激薬	F15.2	カフェインおよび他の精神刺激薬使用による精神および行動の障害，依存症候群
292.89	精神刺激薬中毒		
292.89	アンフェタミンまたは他の精神刺激薬，知覚障害を伴わない		
292.89	軽度の使用障害を伴う	F15.1	カフェインおよび他の精神刺激薬使用による精神および行動の障害，有害な使用
292.89	中等度または重度の使用障害を伴う	F15.2	カフェインおよび他の精神刺激薬使用による精神および行動の障害，依存症候群
292.89	使用障害を伴わない	F15.9	カフェインおよび他の精神刺激薬使用による精神および行動の障害，特定不能の精神および行動の障害
292.89	コカイン，知覚障害を伴わない		
292.89	軽度の使用障害を伴う	F14.1	コカイン使用による精神および行動の障害，有害な使用
292.89	中等度または重度の使用障害を伴う	F14.2	コカイン使用による精神および行動の障害，依存症候群
292.89	使用障害を伴わない	F14.9	コカイン使用による精神および行動の障害，特定不能の精神および行動の障害
292.89	アンフェタミンまたは他の精神刺激薬，知覚障害を伴う		
292.89	軽度の使用障害を伴う	F15.1	カフェインおよび他の精神刺激薬使用による精神および行動の障害，有害な使用
292.89	中等度または重度の使用障害を伴う	F15.2	カフェインおよび他の精神刺激薬使用による精神および行動の障害，依存症候群
292.89	使用障害を伴わない	F15.9	カフェインおよび他の精神刺激薬使用による精神および行動の障害，特定不能の精神および行動の障害
292.89	コカイン，知覚障害を伴う		
292.89	軽度の使用障害を伴う	F14.1	コカイン使用による精神および行動の障害，有害な使用

DSM-5		ICD-10	
292.89	中等度または重度の使用障害を伴う	F14.2	コカイン使用による精神および行動の障害，依存症候群
292.89	使用障害を伴わない	F14.9	コカイン使用による精神および行動の障害，特定不能の精神および行動の障害
292.0	精神刺激薬離脱		
292.0	アンフェタミンまたは他の精神刺激薬	F15.3	カフェインおよび他の精神刺激薬による精神および行動の障害，離脱状態
292.0	コカイン	F14.3	コカイン使用による精神および行動の障害，離脱状態
__.__	他の精神刺激薬誘発性障害群		
292.9	特定不能の精神刺激薬関連障害		
292.9	アンフェタミンまたは他の精神刺激薬	F15.9	カフェインおよび他の精神刺激薬使用による精神および行動の障害，特定不能の精神および行動の障害
292.9	コカイン	F14.9	コカイン使用による精神および行動の障害，特定不能の精神および行動の障害
タバコ関連障害群		**F17.-** **Z72**	**タバコ使用による精神および行動の障害** **生活様式に関連する話題**
__.__	タバコ使用障害		
305.1	軽度	Z72.0	喫煙
305.1	中等度	F17.2	タバコ使用による精神および行動の障害，依存症候群
305.1	重度	F17.2	〃
292.0	タバコ離脱	F17.3	タバコ使用による精神および行動の障害，離脱状態
__.__	他のタバコ誘発性障害群		
292.9	特定不能のタバコ関連障害	F17.9	タバコ使用による精神および行動の障害，特定不能の精神および行動の障害
他の(または不明の)物質関連障害群		**F19.-**	**多剤使用および他の精神作用物質使用による精神および行動の障害**
__.__	他の(または不明の)物質の使用障害		
305.90	軽度	F19.1	多剤使用および他の精神作用物質使用による精神および行動の障害，有害な使用
304.90	中等度	F19.2	多剤使用および他の精神作用物質使用による精神および行動の障害，依存症候群
304.90	重度	F19.2	〃

DSM-5		ICD-10	
292.89	他の(または不明の)物質の中毒		
292.89	軽度の使用障害を伴う	F19.1	多剤使用および他の精神作用物質使用による精神および行動の障害，有害な使用
292.89	中等度または重度の使用障害を伴う	F19.2	多剤使用および他の精神作用物質使用による精神および行動の障害，依存症候群
292.89	使用障害を伴わない	F19.9	多剤使用および他の精神作用物質使用による精神および行動の障害，特定不能の精神および行動の障害
292.0	他の(または不明の)物質の離脱	F19.3	多剤使用および他の精神作用物質使用による精神および行動の障害，離脱状態
＿.＿	他の(または不明の)物質誘発性障害群		
292.9	特定不能の他の(または不明の)物質関連障害	F19.9	多剤使用および他の精神作用物質使用による精神および行動の障害，特定不能の精神および行動の障害
非物質関連障害群		**F63**	**習慣および衝動の障害**
312.31	ギャンブル障害	F63.0	病的賭博
17　神経認知障害群		**F0** **F1** **G31**	**症状性を含む器質性精神障害** **精神作用物質使用による精神および行動の障害** **神経系のその他の変性疾患，他に分類されないもの**
＿.＿	せん妄		
＿.＿	物質中毒せん妄	F1x.03	急性中毒，せん妄を伴うもの
＿.＿	物質離脱せん妄	F1x.4	せん妄を伴う離脱状態
292.81	医薬品誘発性せん妄	F05	せん妄，アルコールおよび他の精神作用物質によらないもの
293.0	他の医学的疾患によるせん妄	F05	〃
293.0	複数の病因によるせん妄	F05	〃
780.09	他の特定されるせん妄		該当コードなし
780.09	特定不能のせん妄		〃
認知症(DSM-5)および軽度認知障害(DSM-5) **アルツハイマー病による認知症(DSM-5)またはアルツハイマー病による軽度認知障害(DSM-5)**		**F00** **G31**	**アルツハイマー病型認知症** **神経系のその他の変性疾患，他に分類されないもの**
＿.＿	確実なアルツハイマー病による認知症		
294.11	行動障害を伴う	F00.91	アルツハイマー病型認知症，特定不能のもの，他の症状，妄想を主とするもの

DSM-5	ICD-10
	F00.92 アルツハイマー病型認知症，特定不能のもの，他の症状，幻覚を主とするもの
	F00.93 アルツハイマー病型認知症，特定不能のもの，他の症状，抑うつを主とするもの
	F00.94 アルツハイマー病型認知症，特定不能のもの，他の混合性症状
294.10 行動障害を伴わない	F00.90 アルツハイマー病型認知症，特定不能のもの，随伴症状がないもの
__.__ 疑いのあるアルツハイマー病による認知症	
294.11 行動障害を伴う	F00.91 アルツハイマー病型認知症，特定不能のもの，他の症状，妄想を主とするもの
	F00.92 アルツハイマー病型認知症，特定不能のもの，他の症状，幻覚を主とするもの
	F00.93 アルツハイマー病型認知症，特定不能のもの，他の症状，抑うつを主とするもの
	F00.94 アルツハイマー病型認知症，特定不能のもの，他の混合性症状
294.10 行動障害を伴わない	F00.90 アルツハイマー病型認知症，特定不能のもの，随伴症状がないもの
331.83 アルツハイマー病による軽度認知障害	G31.8 他の特定の神経系の変性疾患
前頭側頭型認知症(DSM-5)または前頭側頭型軽度認知障害(DSM-5)	**F02 他に分類されるその他の疾患による認知症**
	G31 神経系のその他の変性疾患，他に分類されないもの
__.__ 確実な前頭側頭葉変性症による認知症	
294.11 行動障害を伴う	F02.81 他に分類されるその他の特定の疾患による認知症，他の症状，妄想を主とするもの
	F02.82 他に分類されるその他の特定の疾患による認知症，他の症状，幻覚を主とするもの
	F02.83 他に分類されるその他の特定の疾患による認知症，他の症状，抑うつを主とするもの
	F02.84 他に分類されるその他の特定の疾患による認知症，他の混合性症状

DSM-5		ICD-10	
294.10	行動障害を伴わない	F02.80	他に分類されるその他の特定の疾患による認知症，随伴症状がないもの
__.__	疑いのある前頭側頭葉変性症による認知症		
294.11	行動障害を伴う	F02.81	他に分類されるその他の特定の疾患による認知症，他の症状，妄想を主とするもの
		F02.82	他に分類されるその他の特定の疾患による認知症，他の症状，幻覚を主とするもの
		F02.83	他に分類されるその他の特定の疾患による認知症，他の症状，抑うつを主とするもの
		F02.84	他に分類されるその他の特定の疾患による認知症，他の混合性症状
294.10	行動障害を伴わない	F02.80	他に分類されるその他の特定の疾患による認知症，随伴症状がないもの
331.83	前頭側頭葉変性症による軽度認知障害	G31.8	他の特定の神経系の変性疾患
レビー小体病を伴う認知症(DSM-5)(レビー小体型認知症)またはレビー小体病を伴う軽度認知障害(DSM-5)		**F02**	**他に分類されるその他の疾患による認知症**
		G31	**神経系のその他の変性疾患，他に分類されないもの**
__.__	確実なレビー小体病を伴う認知症		
294.11	行動障害を伴う	F02.81	他に分類されるその他の特定の疾患による認知症，他の症状，妄想を主とするもの
		F02.82	他に分類されるその他の特定の疾患による認知症，他の症状，幻覚を主とするもの
		F02.83	他に分類されるその他の特定の疾患による認知症，他の症状，抑うつを主とするもの
		F02.84	他に分類されるその他の特定の疾患による認知症，他の混合性症状
294.10	行動障害を伴わない	F02.80	他に分類されるその他の特定の疾患による認知症，随伴症状がないもの
__.__	疑いのあるレビー小体病を伴う認知症		
294.11	行動障害を伴う	F02.81	他に分類されるその他の特定の疾患による認知症，他の症状，妄想を主とするもの

DSM-5	ICD-10
	F02.82 他に分類されるその他の特定の疾患による認知症，他の症状，幻覚を主とするもの
	F02.83 他に分類されるその他の特定の疾患による認知症，他の症状，抑うつを主とするもの
	F02.84 他に分類されるその他の特定の疾患による認知症，他の混合性症状
294.10 行動障害を伴わない	F02.80 他に分類されるその他の特定の疾患による認知症，随伴症状がないもの
331.83 レビー小体病を伴う軽度認知障害	G31.8 他の特定の神経系の変性疾患
血管性認知症(DSM-5)または血管性軽度認知障害(DSM-5)	**F01 血管性認知症** **G31 神経系のその他の変性疾患，他に分類されないもの**
__.__ 確実な血管性疾患による認知症	
290.40 行動障害を伴う	F01.91 血管性認知症，特定不能のもの，他の症状，妄想を主とするもの
	F01.92 血管性認知症，特定不能のもの，他の症状，幻覚を主とするもの
	F01.93 血管性認知症，特定不能のもの，他の症状，抑うつを主とするもの
	F01.94 血管性認知症，特定不能のもの，他の混合性症状
290.40 行動障害を伴わない	F01.90 血管性認知症，特定不能のもの，随伴症状がないもの
__.__ 疑いのある血管性疾患による認知症	
290.40 行動障害を伴う	F01.91 血管性認知症，特定不能のもの，他の症状，妄想を主とするもの
	F01.92 血管性認知症，特定不能のもの，他の症状，幻覚を主とするもの
	F01.93 血管性認知症，特定不能のもの，他の症状，抑うつを主とするもの
	F01.94 血管性認知症，特定不能のもの，他の混合性症状
290.40 行動障害を伴わない	F01.90 血管性認知症，特定不能のもの，随伴症状がないもの
331.83 血管性軽度認知障害	G31.8 他の特定の神経系の変性疾患

DSM-5	ICD-10
外傷性脳損傷による認知症(DSM-5)または外傷性脳損傷による軽度認知障害(DSM-5)	F02 他に分類されるその他の疾患による認知症 G31 神経系のその他の変性疾患，他に分類されないもの
＿.＿ 外傷性脳損傷による認知症	
294.11 行動障害を伴う	F02.81 他に分類されるその他の特定の疾患による認知症，他の症状，妄想を主とするもの F02.82 他に分類されるその他の特定の疾患による認知症，他の症状，幻覚を主とするもの F02.83 他に分類されるその他の特定の疾患による認知症，他の症状，抑うつを主とするもの F02.84 他に分類されるその他の特定の疾患による認知症，他の混合性症状
294.10 行動障害を伴わない	F02.80 他に分類されるその他の特定の疾患による認知症，随伴症状がないもの
331.83 外傷性脳損傷による軽度認知障害	G31.8 他の特定の神経系の変性疾患
物質・医薬品誘発性認知症(DSM-5)または物質・医薬品誘発性軽度認知障害(DSM-5)	F1x.73 (精神作用物質使用による)残遺性および遅発性精神病性障害，認知症 F1x.8 (精神作用物質使用による)他の精神および行動の障害
HIV感染による認知症(DSM-5)またはHIV感染による軽度認知障害(DSM-5)	F02 他に分類されるその他の疾患による認知症 G31 神経系のその他の変性疾患，他に分類されないもの
＿.＿ HIV感染による認知症	
294.11 行動障害を伴う	F02.41 ヒト免疫不全ウイルス(HIV)疾患[病]型認知症，他の症状，妄想を主とするもの F02.42 ヒト免疫不全ウイルス(HIV)疾患[病]型認知症，他の症状，幻覚を主とするもの F02.43 ヒト免疫不全ウイルス(HIV)疾患[病]型認知症，他の症状，抑うつを主とするもの F02.44 ヒト免疫不全ウイルス(HIV)疾患[病]型認知症，他の混合性症状
294.10 行動障害を伴わない	F02.40 ヒト免疫不全ウイルス(HIV)疾患[病]型認知症，随伴症状がないもの
331.83 HIV感染による軽度認知障害	G31.8 他の特定の神経系の変性疾患

DSM-5	ICD-10
プリオン病による認知症(DSM-5)またはプリオン病による軽度認知障害(DSM-5)	**F02 他に分類されるその他の疾患による認知症** **G31 神経系のその他の変性疾患，他に分類されないもの**
__.__ プリオン病による認知症	
294.11 行動障害を伴う	F02.11 クロイツフェルト-ヤコブ病型認知症，他の症状，妄想を主とするもの F02.12 クロイツフェルト-ヤコブ病型認知症，他の症状，幻覚を主とするもの F02.13 クロイツフェルト-ヤコブ病型認知症，他の症状，抑うつを主とするもの F02.14 クロイツフェルト-ヤコブ病型認知症，他の混合性症状
294.10 行動障害を伴わない	F02.10 クロイツフェルト-ヤコブ病型認知症，随伴症状がないもの
331.83 プリオン病による軽度認知障害	G31.8 他の特定の神経系の変性疾患
パーキンソン病による認知症(DSM-5)またはパーキンソン病による軽度認知障害(DSM-5)	**F02 他に分類されるその他の疾患による認知症** **G31 神経系のその他の変性疾患，他に分類されないもの**
__.__ 確実なパーキンソン病による認知症	
294.11 行動障害を伴う	F02.31 パーキンソン病型認知症，他の症状，妄想を主とするもの F02.32 パーキンソン病型認知症，他の症状，幻覚を主とするもの F02.33 パーキンソン病型認知症，他の症状，抑うつを主とするもの F02.34 パーキンソン病型認知症，他の混合性症状
294.10 行動障害を伴わない	F02.30 パーキンソン病型認知症，随伴症状がないもの
__.__ 疑いのあるパーキンソン病による認知症	
294.11 行動障害を伴う	F02.31 パーキンソン病型認知症，他の症状，妄想を主とするもの F02.32 パーキンソン病型認知症，他の症状，幻覚を主とするもの F02.33 パーキンソン病型認知症，他の症状，抑うつを主とするもの F02.34 パーキンソン病型認知症，他の混合性症状

DSM-5	ICD-10
294.10　行動障害を伴わない	F02.30 パーキンソン病型認知症，随伴症状がないもの
331.83 パーキンソン病による軽度認知障害	G31.8 他の特定の神経系の変性疾患
ハンチントン病による認知症(DSM-5)またはハンチントン病による軽度認知障害(DSM-5)	**F02 他に分類されるその他の疾患による認知症** **G31 神経系のその他の変性疾患，他に分類されないもの**
_._ ハンチントン病による認知症	
294.11　行動障害を伴う	F02.21 ハンチントン病型認知症，他の症状，妄想を主とするもの F02.22 ハンチントン病型認知症，他の症状，幻覚を主とするもの F02.23 ハンチントン病型認知症，他の症状，抑うつを主とするもの F02.24 ハンチントン病型認知症，他の混合性症状
294.10　行動障害を伴わない	F02.20 ハンチントン病型認知症，随伴症状がないもの
331.83 ハンチントン病による軽度認知障害	G31.8 他の特定の神経系の変性疾患
他の医学的疾患による認知症(DSM-5)または他の医学的疾患による軽度認知障害(DSM-5)	**F02 他に分類されるその他の疾患による認知症** **G31 神経系のその他の変性疾患，他に分類されないもの**
_._ 他の医学的疾患による認知症	
294.11　行動障害を伴う	F02.81 他に分類されるその他の特定の疾患による認知症，他の症状，妄想を主とするもの F02.82 他に分類されるその他の特定の疾患による認知症，他の症状，幻覚を主とするもの F02.83 他に分類されるその他の特定の疾患による認知症，他の症状，抑うつを主とするもの F02.84 他に分類されるその他の特定の疾患による認知症，他の混合性症状
294.10　行動障害を伴わない	F02.80 他に分類されるその他の特定の疾患による認知症，随伴症状がないもの
331.83 他の医学的疾患による軽度認知障害	G31.8 他の特定の神経系の変性疾患

DSM-5	ICD-10
複数の病因による認知症(DSM-5)または複数の病因による軽度認知障害(DSM-5)	F02 他に分類されるその他の疾患による認知症 G31 神経系のその他の変性疾患，他に分類されないもの
__.__ 複数の病因による認知症	
294.11 行動障害を伴う	F02.81 他に分類されるその他の特定の疾患による認知症，他の症状，妄想を主とするもの F02.82 他に分類されるその他の特定の疾患による認知症，他の症状，幻覚を主とするもの F02.83 他に分類されるその他の特定の疾患による認知症，他の症状，抑うつを主とするもの F02.84 他に分類されるその他の特定の疾患による認知症，他の混合性症状
294.10 行動障害を伴わない	F02.80 他に分類されるその他の特定の疾患による認知症，随伴症状がないもの
331.83 複数の病因による軽度認知障害	G31.8 他の特定の神経系の変性疾患
特定不能の神経認知障害	
799.59 特定不能の認知障害	該当コードなし
18 パーソナリティ障害群	F6 成人のパーソナリティおよび行動の障害 F07 脳疾患，脳損傷および脳機能不全によるパーソナリティおよび行動の障害 F21 統合失調型障害
A群パーソナリティ障害	F60 特定のパーソナリティ障害 F21 統合失調型障害
301.0 猜疑性パーソナリティ障害/妄想性パーソナリティ障害	F60.0 妄想性パーソナリティ障害
301.20 シゾイドパーソナリティ障害/スキゾイドパーソナリティ障害	F60.1 統合失調質パーソナリティ障害
301.22 統合失調型パーソナリティ障害	F21 統合失調型障害
B群パーソナリティ障害	F60 特定のパーソナリティ障害
301.7 反社会性パーソナリティ障害	F60.2 非社会性パーソナリティ障害
301.83 境界性パーソナリティ障害	F60.3 情緒不安定性パーソナリティ障害
301.50 演技性パーソナリティ障害	F60.4 演技性パーソナリティ障害
301.81 自己愛性パーソナリティ障害	F60.8 他の特定のパーソナリティ障害
C群パーソナリティ障害	F60 特定のパーソナリティ障害
301.82 回避性パーソナリティ障害	F60.6 不安性(回避性)パーソナリティ障害
301.6 依存性パーソナリティ障害	F60.7 依存性パーソナリティ障害
301.4 強迫性パーソナリティ障害	F60.5 強迫性パーソナリティ障害

DSM-5		ICD-10	
他のパーソナリティ障害群		F60 F07	特定のパーソナリティ障害 脳疾患，脳損傷および脳機能不全によるパーソナリティおよび行動の障害
310.1	他の医学的疾患によるパーソナリティ変化	F07.0	器質性パーソナリティ障害
301.89	他の特定されるパーソナリティ障害	F60.8	他の特定のパーソナリティ障害
301.9	特定不能のパーソナリティ障害	F60.9	パーソナリティ障害，特定不能のもの
19 パラフィリア障害群		F65	性嗜好障害
302.82	窃視障害	F65.3	窃視症
302.4	露出障害	F65.2	露出症
302.89	窃触障害	F65.8	他の性嗜好障害
302.83	性的マゾヒズム障害	F65.5	サドマゾヒズム
302.84	性的サディズム障害	F65.5	〃
302.2	小児性愛障害	F65.4	小児性愛
302.81	フェティシズム障害	F65.0	フェティシズム
302.3	異性装障害	F65.1	フェティシズム的服装倒錯症
302.89	他の特定されるパラフィリア障害	F65.8	他の性嗜好障害
302.9	特定不能のパラフィリア障害	F65.9	性嗜好障害，特定不能のもの
20 他の精神疾患群		F99 F0	特定不能の精神障害 症状性を含む器質性精神障害
294.8	他の医学的疾患による他の特定される精神疾患	F06.8	脳損傷，脳機能不全および身体疾患による他の特定の精神障害
294.9	他の医学的疾患による特定不能の精神疾患	F09	特定不能の器質性あるいは症状性精神障害
300.9	他の特定される精神疾患	F99	精神障害，他に特定できないもの
300.9	特定不能の精神疾患	F99	〃
21 医薬品誘発性運動症群および他の医薬品有害作用		G21 G24 G25.-	続発性パーキンソン症候群 ジストニア その他の錐体外路障害および異常運動
332.1	神経遮断薬誘発性パーキンソニズム	G21.1	その他の薬物誘発性続発性パーキンソン症候群
332.1	他の医薬品誘発性パーキンソニズム	G21.1	〃
333.92	神経遮断薬悪性症候群	G21.0	悪性症候群
333.72	医薬品誘発性急性ジストニア	G24.0	薬物誘発性ジストニア
333.99	医薬品誘発性急性アカシジア	G25.-	その他の錐体外路障害および異常運動
333.85	遅発性ジスキネジア	G24.0	薬物誘発性ジストニア
333.72	遅発性ジストニア	G24.0	〃
333.99	遅発性アカシジア	G25.-	その他の錐体外路障害および異常運動

DSM-5とICD-10の対照表

DSM-5		ICD-10	
333.1	医薬品誘発性姿勢振戦	G25.-	その他の錐体外路障害および異常運動
333.99	他の医薬品誘発性運動症	G25.-	〃
__.__	抗うつ薬中断症候群		
995.29	開始時の症状		該当コードなし
995.29	続発性の症状		〃
995.29	後遺症		〃
__.__	医薬品による他の有害作用		
995.20	開始時の症状		該当コードなし
995.20	続発性の症状		〃
995.20	後遺症		〃
22	臨床的関与の対象となることのある他の状態	Z00-Z99	健康状態に影響を及ぼす要因および保健サービスの利用
		E66.-	肥満(症)
対人関係の問題			
家庭の養育に関連する問題			
V61.20	親子関係の問題	Z62.8	養育に関連するその他の明示された問題
V61.8	同胞関係の問題	Z62.8	〃
V61.8	親から離れた養育	Z62.2	施設養育
V61.29	両親の不和に影響されている児童	Z62.8	養育に関連するその他の明示された問題
主支援グループに関連する他の問題			
V61.10	配偶者または親密なパートナーとの関係による苦痛	Z63.0	配偶者またはパートナーとの関係における問題
V61.03	離別または離婚による家族の崩壊	Z63.5	離別および離婚による家庭の崩壊
V61.8	家族内での高い情動表出	Z63.8	家族に関連するその他の明示された問題
V62.82	単純な死別	Z63.4	家族の失踪あるいは死亡
虐待とネグレクト			
児童への冷遇虐待とネグレクトの問題			
	児童への身体的虐待		
	「児童への身体的虐待」確認		
995.54	初回の対応		該当コードなし
995.54	その後の対応		〃
	「児童への身体的虐待」疑い		
995.54	初回の対応		該当コードなし
995.54	その後の対応		〃
	「児童への身体的虐待」に関連する他の状況		
V61.21	親による児童虐待の被害者に対する精神保健サービスでの対応		該当コードなし
V61.21	親以外による児童虐待の被害者に対する精神保健サービスでの対応		〃

DSM-5		ICD-10	
V15.41	小児期における身体的虐待の個人史(既往)	Z62.8	養育に関連するその他の明示された問題
V61.22	親による児童虐待の加害者に対する精神保健サービスでの対応		該当コードなし
V62.83	親以外による児童虐待の加害者に対する精神保健サービスでの対応		〃
	児童への性的虐待		
	「児童への性的虐待」確認		
995.53	初回の対応		該当コードなし
995.53	その後の対応		〃
	「児童への性的虐待」疑い		
995.53	初回の対応		該当コードなし
995.53	その後の対応		〃
	「児童への性的虐待」に関連する他の状況		
V61.21	親による児童への性的虐待の被害者に対する精神保健サービスでの対応		該当コードなし
V61.21	親以外による児童への性的虐待の被害者に対する精神保健サービスでの対応		〃
V15.41	小児期における性的虐待の個人史(既往)	Z62.8	養育に関連するその他の明示された問題
V61.22	親による児童への性的虐待の加害者に対する精神保健サービスでの対応		該当コードなし
V62.83	親以外による児童への性的虐待の加害者に対する精神保健サービスでの対応		〃
	児童へのネグレクト		
	「児童へのネグレクト」確認		
995.52	初回の対応		該当コードなし
995.52	その後の対応		〃
	「児童へのネグレクト」疑い		
995.52	初回の対応		該当コードなし
995.52	その後の対応		〃
	「児童へのネグレクト」に関連する他の状況		
V61.21	親による児童へのネグレクトの被害者に対する精神保健サービスでの対応		該当コードなし
V61.21	親以外による児童へのネグレクトの被害者に対する精神保健サービスでの対応		〃

DSM-5		ICD-10	
V15.42	小児期におけるネグレクトの個人史(既往)	Z62.8	養育に関連するその他の明示された問題
V61.22	親による児童へのネグレクトの加害者に対する精神保健サービスでの対応		該当コードなし
V62.83	親以外による児童へのネグレクトの加害者に対する精神保健サービスでの対応		〃
	児童への心理的虐待		
	「児童への心理的虐待」確認		
995.51	初回の対応		該当コードなし
995.51	その後の対応		〃
	「児童への心理的虐待」疑い		
995.51	初回の対応		該当コードなし
995.51	その後の対応		〃
	「児童への心理的虐待」に関連する他の状況		
V61.21	親による児童への心理的虐待の被害者に対する精神保健サービスでの対応		該当コードなし
V61.21	親以外による児童への心理的虐待の被害者に対する精神保健サービスでの対応		〃
V15.42	小児期に心理的虐待を受けた個人史(既往)	Z62.8	養育に関連するその他の明示された問題
V61.22	親による児童への心理的虐待の加害者に対する精神保健サービスでの対応		該当コードなし
V62.83	親以外による児童への心理的虐待の加害者に対する精神保健サービスでの対応		〃
成人への冷遇虐待とネグレクトの問題			
	配偶者またはパートナーへの暴力，身体的なもの		
	「配偶者またはパートナーへの暴力，身体的」確認		
995.81	初回の対応		該当コードなし
995.81	その後の対応		〃
	「配偶者またはパートナーへの暴力，身体的」疑い		
995.81	初回の対応		該当コードなし
995.81	その後の対応		〃

DSM-5		ICD-10	
	「配偶者またはパートナーへの暴力，身体的」に関連した他の状況		
V61.11	配偶者またはパートナーへの暴力，身体的，の被害者に対する精神保健サービスでの対応		該当コードなし
V15.41	配偶者またはパートナーへの暴力，身体的，の個人史(既往)	Z91.4	心理的外傷の病歴，他に分類されないもの
V61.12	配偶者またはパートナーへの暴力，身体的，の加害者に対する精神保健サービスでの対応		該当コードなし
	<u>配偶者またはパートナーへの暴力，性的なもの</u>		
	「配偶者またはパートナーへの暴力，性的」確認		
995.83	初回の対応		該当コードなし
995.83	その後の対応		〃
	「配偶者またはパートナーへの暴力，性的」疑い		
995.83	初回の対応		該当コードなし
995.83	その後の対応		〃
	「配偶者またはパートナーへの暴力，性的」に関連する他の状況		
V61.11	配偶者またはパートナーへの暴力，性的，の被害者に対する精神保健サービスでの対応		該当コードなし
V15.41	配偶者またはパートナーへの暴力，性的，の個人史(既往)	Z91.4	心理的外傷の病歴，他に分類されないもの
V61.12	配偶者またはパートナーへの暴力，性的，の加害者に対する精神保健サービスでの対応		該当コードなし
	<u>配偶者またはパートナーへのネグレクト</u>		
	「配偶者またはパートナーへのネグレクト」確認		
995.85	初回の対応		該当コードなし
995.85	その後の対応		〃
	「配偶者またはパートナーへのネグレクト」疑い		
995.85	初回の対応		該当コードなし
995.85	その後の対応		〃

DSM-5		ICD-10	
	「配偶者またはパートナーへのネグレクト」に関連する他の状況		
V61.11	配偶者またはパートナーへのネグレクトの被害者に対する精神保健サービスでの対応		該当コードなし
V15.42	配偶者またはパートナーへのネグレクトの個人史(既往)	Z91.4	心理的外傷の病歴，他に分類されないもの
V61.12	配偶者またはパートナーへのネグレクトの加害者に対する精神保健サービスでの対応		該当コードなし
	<u>配偶者またはパートナーへの虐待，心理的なもの</u>		
	「配偶者またはパートナーへの虐待，心理的」確認		
995.82	初回の対応		該当コードなし
995.82	その後の対応		〃
	「配偶者またはパートナーへの虐待，心理的」疑い		
995.82	初回の対応		該当コードなし
995.82	その後の対応		〃
	「配偶者またはパートナーへの虐待，心理的」に関連する他の状況		
V61.11	配偶者またはパートナーへの虐待，心理的，の被害者に対する精神保健サービスでの対応		該当コードなし
V15.42	配偶者またはパートナーへの虐待，心理的，の個人史(既往)	Z91.4	心理的外傷の病歴，他に分類されないもの
V61.12	配偶者またはパートナーへの虐待，心理的，の加害者に対する精神保健サービスでの対応		該当コードなし
	<u>配偶者またはパートナー以外による成人への虐待</u>		
	「配偶者またはパートナー以外による成人への身体的虐待」確認		
995.81	初回の対応		該当コードなし
995.81	その後の対応		〃
	「配偶者またはパートナー以外による成人への身体的虐待」疑い		
995.81	初回の対応		該当コードなし
995.81	その後の対応		〃

DSM-5		ICD-10	
	「配偶者またはパートナー以外による成人への性的虐待」確認		
995.83	初回の対応		該当コードなし
995.83	その後の対応		〃
	「配偶者またはパートナー以外による成人への性的虐待」疑い		
995.83	初回の対応		該当コードなし
995.83	その後の対応		〃
	「配偶者またはパートナー以外による成人への心理的虐待」確認		
995.82	初回の対応		該当コードなし
995.82	その後の対応		〃
	「配偶者またはパートナー以外による成人への心理的虐待」疑い		
995.82	初回の対応		該当コードなし
995.82	その後の対応		〃
	「配偶者またはパートナー以外による成人への虐待」に関連する他の状況		
V65.49	配偶者またはパートナー以外による成人への虐待の被害者に対する精神保健サービスでの対応		該当コードなし
V62.83	配偶者またはパートナー以外による成人への虐待の加害者に対する精神保健サービスでの対応		〃
教育と職業の問題			
教育の問題			
V62.3	学業または教育の問題	Z55.-	教育および識字に関連する問題
職業の問題			
V62.21	現在の軍の配属に関連する問題	Z56.-	雇用および失業に関連する問題
V62.29	雇用に関連する他の問題	Z56.-	〃
住居と経済の問題			
住居の問題			
V60.0	ホームレス	Z59.-	住居および経済的環境に関連する問題
V60.1	不適切な住居	Z59.-	〃
V60.89	近隣者，間借り人，または家主との不和	Z59.-	〃
V60.6	入所施設での生活に関連する問題	Z59.-	〃
経済的問題			
V60.2	適切な食糧または安全な飲料水の欠如	Z59.-	住居および経済的環境に関連する問題

DSM-5		ICD-10	
V60.2	極度の貧困	Z59.-	住居および経済的環境に関連する問題
V60.2	低い収入	Z59.-	〃
V60.2	不十分な社会保障または福祉的支援	Z59.-	〃
V60.9	特定不能の住居または経済的問題	Z59.-	〃
社会的環境に関連する他の問題			
V62.89	人生の段階に関する問題	Z60.0	ライフサイクル移行期における適応の問題
V60.3	単身生活に関連する問題	Z60.2	独居
V62.4	文化への順応の困難	Z60.3	社会同化困難
V62.4	社会的疎外または拒絶	Z60.4	社会的排斥および社会的拒絶
V62.4	(自覚された)悪質な差別または迫害の標的	Z60.5	好ましくない差別および迫害の標的と受けとられる状態
V62.9	社会的環境に関連する他の特定不能の問題		該当コードなし
犯罪または法制度との関係に関連する問題			
V62.89	犯罪の被害者	Z65.4	犯罪およびテロリズムの被害者
V62.5	拘置のない民事または刑事訴訟の有罪判決	Z65.0	収監を伴わない民事および刑事訴訟の有罪決定
V62.5	拘置または他の収監	Z65.1	収監およびその他の拘禁
V62.5	刑務所からの出所に関連する問題	Z65.2	刑務所からの釈放に関連する問題
V62.5	他の法的状況に関連する問題	Z65.3	その他の法的環境に関連する問題
相談や医学的助言など他の保健サービスの対応			
V65.49	性相談	Z70.-	性的態度，性的行動および性の方向づけに関連するカウンセリング
V65.40	他の相談やコンサルテーション	Z71	その他のカウンセリングおよび医学的助言についての保健サービスの利用者，他に分類されないもの
他の心理社会的，個人的，環境的状況に関連する問題			
V62.89	宗教的または霊的問題	Z65	その他の社会心理的環境に関連する問題
V61.7	望まない妊娠に関連する問題	Z64.0	望まない妊娠に関連する問題
V61.5	経産婦に関連する問題	Z64	社会心理的環境に関連する問題
V62.89	保護観察官，ケースマネジャー，ソーシャルワーカーを含む，社会的サービスの提供者との不和	Z64.4	カウンセラーとの不和
V62.89	テロまたは拷問の被害者	Z65.4	犯罪およびテロリズムの被害者

DSM-5		ICD-10	
V62.22	災害，戦争，または他の戦闘への曝露	Z65.5	災害，戦争およびその他の敵対行為との遭遇
V62.89	心理社会的状況に関連する他の問題	Z65	その他の社会心理的環境に関連する問題
V62.9	特定不能の心理社会的状況に関連する特定不能の問題	Z65	〃
個人歴における他の状況			
V15.49	心理的外傷についての他の個人歴	Z91.4	心理的外傷の病歴，他に分類されないもの
V15.59	自傷の個人歴	Z91.5	自傷の病歴
V62.22	軍の配属の個人歴	Z91	危険因子の病歴，他に分類されないもの
V15.89	他の個人的な危険要因	Z91	〃
V69.9	生活様式に関連する問題	Z72	生活様式に関連する問題
V71.01	成人の反社会的行動	Z72.8	生活様式に関連するその他の問題
V71.02	児童または青年の反社会的行動	Z72.8	〃
医学的および他の保健手段の取得に関連する問題			
V63.9	保健施設の利用が不可能または接近不能	Z75	医療機関およびその他の保健ケアに関連する問題
V63.8	他の援助機関の利用が不可能または接近不能	Z75	〃
医学的治療へのアドヒアランス欠如			
V15.81	医学的治療へのアドヒアランス欠如	Z91.1	医療および指示への不従順の病歴
278.00	体重過多または肥満	E66.-	肥満(症)
V65.2	詐病	Z76.5	詐病(意識的な模倣)
V40.31	精神疾患に関連する徘徊	Z91	危険因子の病歴，他に分類されないもの
V62.89	境界線の知的機能		該当コードなし

薬剤索引

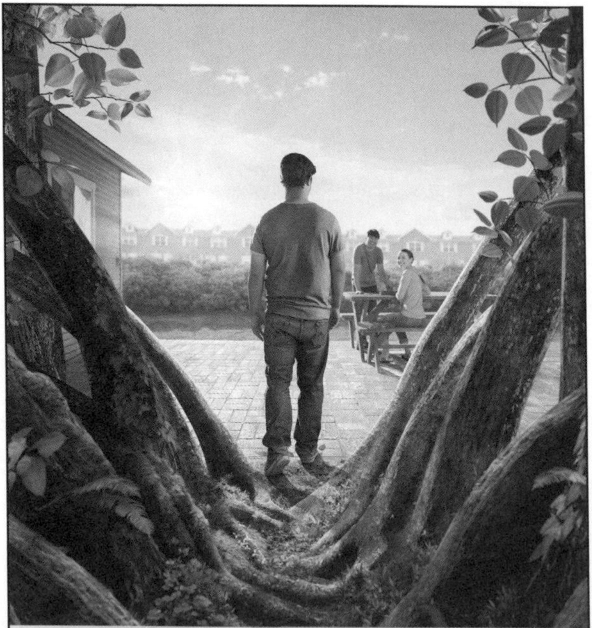

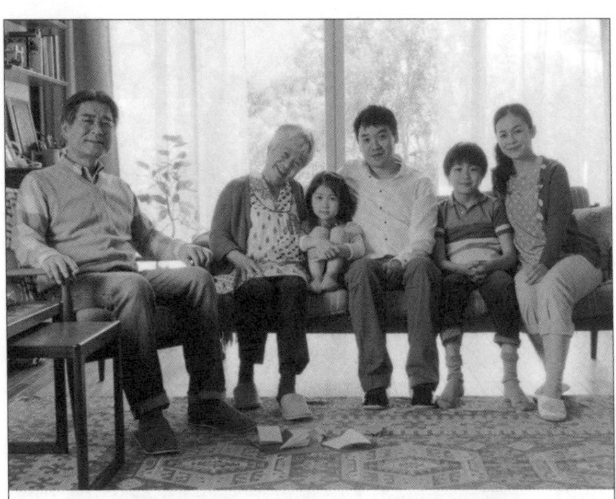

明日をもっとすこやかに

meiji

Meiji Seika ファルマ株式会社

作成：2019.12

【編著者略歴】

岸本　年史　Toshifumi KISHIMOTO

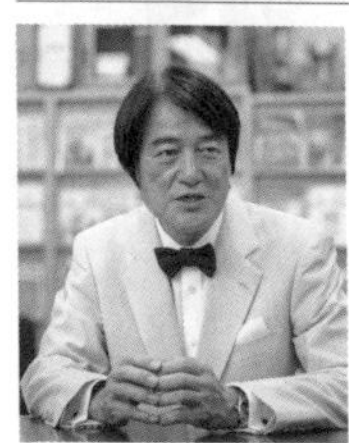

公立大学法人奈良県立医科大学特任教授

1981 年	奈良県立医科大学卒業 同学精神科入局
1993～1994 年	米国カリフォルニア大学サンフランシスコ校 精神科留学（文部省在外研究員）
1996 年	精神科主任教授
2021 年	現職

モットーは「一つの出会いに一つの笑い」

第 3 刷　2021 年 5 月 28 日
第 2 刷　2020 年 9 月 26 日
第 1 版発行　2020 年 6 月 20 日

NEW 精神科研修ハンドブック

（定価はカバーに表示してあります）

編著者　岸本　年史

発行者　林　峰　子

発行所　株式会社 新興医学出版社

〒113-0033　東京都文京区本郷6丁目26番8号
電話　03(3816)2853　　FAX　03(3816)2895

検印省略

印刷　三報社印刷株式会社　ISBN978-4-88002-597-1　郵便振替　00120-8-191625